Você merece emagrecer

Voor
merece
einargearm

Dr. Gabriel Rena

Você merece emagrecer

‹ns

São Paulo, 2024

Você merece emagrecer
Copyright © 2024 by Gabriel Rena
Copyright © 2024 by Novo Século Editora Ltda.

EDITOR: Luiz Vasconcelos
COORDENAÇÃO EDITORIAL: Driciele Souza
PREPARAÇÃO: Driciele Souza
REVISÃO: Ana C. Moura
DIAGRAMAÇÃO: Joyce Matos
CAPA: Plinio Ricca

Texto de acordo com as normas do Novo Acordo Ortográfico da Língua Portuguesa (1990), em vigor desde 1º de janeiro de 2009.

Dados Internacionais de Catalogação na Publicação (CIP)
Angélica Ilacqua CRB-8/7057

Rena, Gabriel
Você merece emagrecer / Gabriel Rena. – Barueri, SP: Novo Século Editora, 2024.
160 p.

Bibliografia
ISBN 978-65-55-61-887-7

1. Saúde. 2. Bem-estar. 3. Emagrecimento. 4. Obesidade. I. Título.

24-4967　　　　　　　　　　　　　　　　　　　　　　　　CDD 613

Índice para catálogo sistemático:
1. Saúde

GRUPO NOVO SÉCULO
Alameda Araguaia, 2190 – Bloco A – 11º andar – Conjunto 1111
CEP 06455-000 – Alphaville Industrial, Barueri – SP – Brasil
Tel.: (11) 3699-7107 | E-mail: atendimento@gruponovoseculo.com.br
www.gruponovoseculo.com.br

Agradecimentos

Gostaria de agradecer a todos aqueles que fizeram e fazem parte da minha jornada pela busca de melhoria na saúde dos meus pacientes, de uma maneira completa e humanizada.

Um agradecimento especial a meu pai, Reginaldo, por ser meu exemplo de profissional e ser humano que me inspira tanto, dentro e fora da profissão.

Às minhas irmãs, Gabriela e Isabela, por estarem sempre ao meu lado, compartilhando todos os momentos e apoiando meus sonhos.

À minha noiva, Bruna, por seu amor incondicional e por acreditar em mim mesmo nos momentos mais difíceis.

E claro, a todos os meus pacientes, que sempre me inspiram a dar o meu melhor e buscar cada dia novas tecnologias e conhecimentos. Obrigado por confiarem a saúde de vocês em minhas mãos!

Sumário

Prefácio	9
Introdução	11
1. A obesidade	17
2. Evolução da obesidade	29
3. Obesidade hormonal	43
4. Doenças associadas	53
Hora da Ação	**73**
5. Modificação do estilo de vida	77
6. Medicamentos	111
7. Suplementos naturais	123
8. Medicamentos em estudo	141
Bibliografia	147
Sobre o autor	157

Prefácio

O presente livro não tem a intenção de substituir uma avaliação médica e não recomenda a automedicação. Lembre-se de que, antes de iniciar qualquer tratamento, mesmo dietas, exercícios ou tratamentos naturais, você deve sempre consultar seu médico de confiança para ter a certeza de que seu organismo não apresenta restrições a seu novo plano de vida.

Antes de entendermos o avanço da obesidade e estudarmos as suas minúcias, precisamos contextualizar a situação como um todo. A obesidade é uma doença crônica, multifatorial, de extrema complexidade e que requer atenção! Neste livro iremos entender o que é o excesso de peso e quais são suas consequências para o corpo. Vamos entender também a linha do tempo, a evolução desta doença e a forma como ela está afetando o peso do amanhã, além do mais importante: o que podemos fazer hoje para reverter essa situação.

Munidos de todas essas informações, estaremos nos preparando para intervir e reverter essa condição! A primeira parte do livro será composta de fatos históricos, bem como explicações sobre a obesidade e suas complicações. Já na segunda parte, o foco estará em atividades que podemos realizar em casa (alimentação, atividade física, controle de estresse) e em medidas que profissionais qualificados podem tomar para nos auxiliar nessa jornada de emagrecimento e busca pela saúde.

Embarque nesta leitura dinâmica que vai ajudar você a entender e combater um dos maiores problemas do século.

Introdução

A obesidade é um problema de saúde que sempre esteve presente na história da humanidade. Desde os períodos pré-históricos existem relatos dessa doença. Uma das estátuas mais antigas já registrada é a Vênus de Willendorf, do Período Paleolítico, datada em mais de 30 mil anos. Essa peça segue como um dos mais antigos registros históricos de obesidade, sendo seu excesso de peso caracterizado pela obesidade central (a que acumula gordura principalmente no abdome). Como veremos adiante, esse é um dos principais fatores de risco para o desenvolvimento de doenças cardiometabólicas. Embora essa estátua seja a mais famosa, um estudo avaliou mais de 100 esculturas da Era Paleolítica, sendo que 51 delas tinha o formato corporal compatível com excesso de peso/obesidade.

Durante o Neolítico, que durou até cerca de 2.000 anos a.C., o perfil alimentar começou a mudar, uma vez que as técnicas de agricultura começaram a ser mais desenvolvidas. Diversas figuras modeladas em argila, datadas desse período, com corpos compatíveis com a obesidade, foram encontradas.

Esse fato foge um pouco do nosso imaginário da Pré-História, sendo difícil conceber o ser humano pré-histórico com obesidade. Como os indivíduos se alimentavam de caça e do que encontravam na natureza, precisavam ser ativos para manter a espécie viva. Logo, sua alimentação baseava-se em proteínas, legumes, frutas, verduras, alimentos tidos como saudáveis. Naquela época estávamos bem longe do surgimento da fast food, refrigerantes e comidas industrializadas. Quando pensamos em obesidade, associamos com veemência aos maus hábitos alimentares atuais, à falta de atividade física e à industrialização e, claro, todos estes são fatores importantes para o desenvolvimento da doença, como veremos adiante. Mas será que o problema da obesidade está somente no fato de comer muito e comer coisas "erradas", ou será que há algo a mais que deixamos passar e ao qual não demos a devida atenção?

Com o decorrer dos anos, a obesidade tornou-se cada vez mais frequente, muito embora tenha se dado pouca atenção a essa condição, que foi considerada por muito tempo apenas mais uma característica do indivíduo, assim como a cor dos olhos ou a cor do cabelo. As pessoas obesas sempre foram, e por alguns ainda são, estereotipadas como pessoas gulosas, sem controle sobre o próprio apetite, preguiçosas, sedentárias, sem força de vontade; aquelas que só querem ficar sentadas no sofá, vendo televisão e comendo porcarias. Na opinião popular, são os sujeitos que não gostam de se exercitar por preguiça. **Não!** Não podemos deixar isso acontecer, pois hoje já sabemos que isto não é 100% verdade. Em uma pesquisa realizada nos

Estados Unidos, 61% dos adultos acreditavam que a obesidade era causada somente por alimentação ruim e pouca prática de atividade física. Veremos adiante que as causas de acúmulo de gordura corporal envolvem também outros fatores.

Só recentemente, em 2013, começamos a dar a devida atenção para a situação, quando a obesidade foi encarada de fato como doença, entrando para a lista do CID (CID-10 E66), ao ser reconhecida como causa e/ou consequência de diversos problemas de saúde: por exemplo, diabetes, hipertensão, dislipidemia (alteração do colesterol) e outros. Para efeito comparativo, os primeiros registros de hipertensão como doença datam de 1808, sendo um grande *gap* temporal até a classificação da obesidade como doença. Algo lastimável, principalmente ao considerar que os primeiros registros desta doença surgiram na época pré-histórica.

Sabemos que muitas pessoas têm excesso de peso, mas o quanto é esse "muitas"? Os números de obesos encontrados hoje em dia são **alarmantes**! No território brasileiro, em 2019, 55,4% da população estava com excesso de peso! Mais da metade da população! São cerca de 117 milhões de pessoas só no território brasileiro vivendo com excesso de peso (e todas as suas consequências). Uma a cada duas pessoas está acima do peso. Além disso, 20,3% da população encontra-se com níveis ainda piores do peso, o que os classifica com obesos. São números assustadores!

Mundo afora os números também são preocupantes, outro país com altas taxas de obesidade é os Estados Unidos. Lá, cerca de 71% dos homens e 62% das mulheres estão acima do peso. Estes números são catastróficos e só tendem a piorar.

Cada vez mais podemos ver os malefícios trazidos pela obesidade aos pacientes. Diversos estudos mostram a pior qualidade de vida e a fragilidade em diversos aspectos dos indivíduos que sofrem com a doença. Um exemplo icônico e recente desta afirmação deu-se na pandemia de covid-19, iniciada na cidade de Wuhan, na China em 2020, quando um vírus rapidamente se espalhou para o restante do mundo, provocando medo, incertezas e perdas. No atual momento que este livro é redigido, estamos, finalmente, em um melhor período, com redução da mortalidade e do número de casos. Observamos que os paciente obesos eram mais propensos a adquirirem a infecção. Um estudo com mais de 200 mil pessoas concluiu que os pacientes obesos tinham 2,7 vezes mais chance de contrair a infecção viral (covid-19) quando comparados a indivíduos com peso adequado. Além disso, os pacientes obesos tinham geralmente uma forma mais grave da doença. Estudos com 1.839 indivíduos evidenciaram doença grave com 3,8 vezes mais chance em pacientes obesos; um maior número de hospitalizações também foi visto entre esses indivíduos. Um estudo com mais de 400 mil pessoas mostraram uma chace aumentada de hospitalização nestes indivíduos. Ademais, esses pacientes tinham uma maior propensão a necessitar de suporte ventilatório e, quando eram intubados, apresentavam maior dificuldade no desmame da ventilação mecânica. Estudos mostraram 1,6 vezes mais chance de um paciente obeso necessitar de intubação quando comparado a um paciente com peso adequado.

E claro, o número de óbitos nessa parcela da população era significantemente maior quando comparado a uma população saudável. A probabilidade de mortalidade era 1,6 vezes maior

Introdução

em pacientes obesos. Os dados dizem respeito somente a uma doença, agora imagine o estrago sendo replicado em diversas outras doenças. Este é o cenário atual.

Diversos são os motivos para considerar a obesidade uma doença. Um paciente que tem o diagnóstico de diabetes, hipertensão ou outra doença busca tratamento rapidamente para evitar as tão temidas complicações. Partindo desse princípio, por que você não trataria a obesidade?

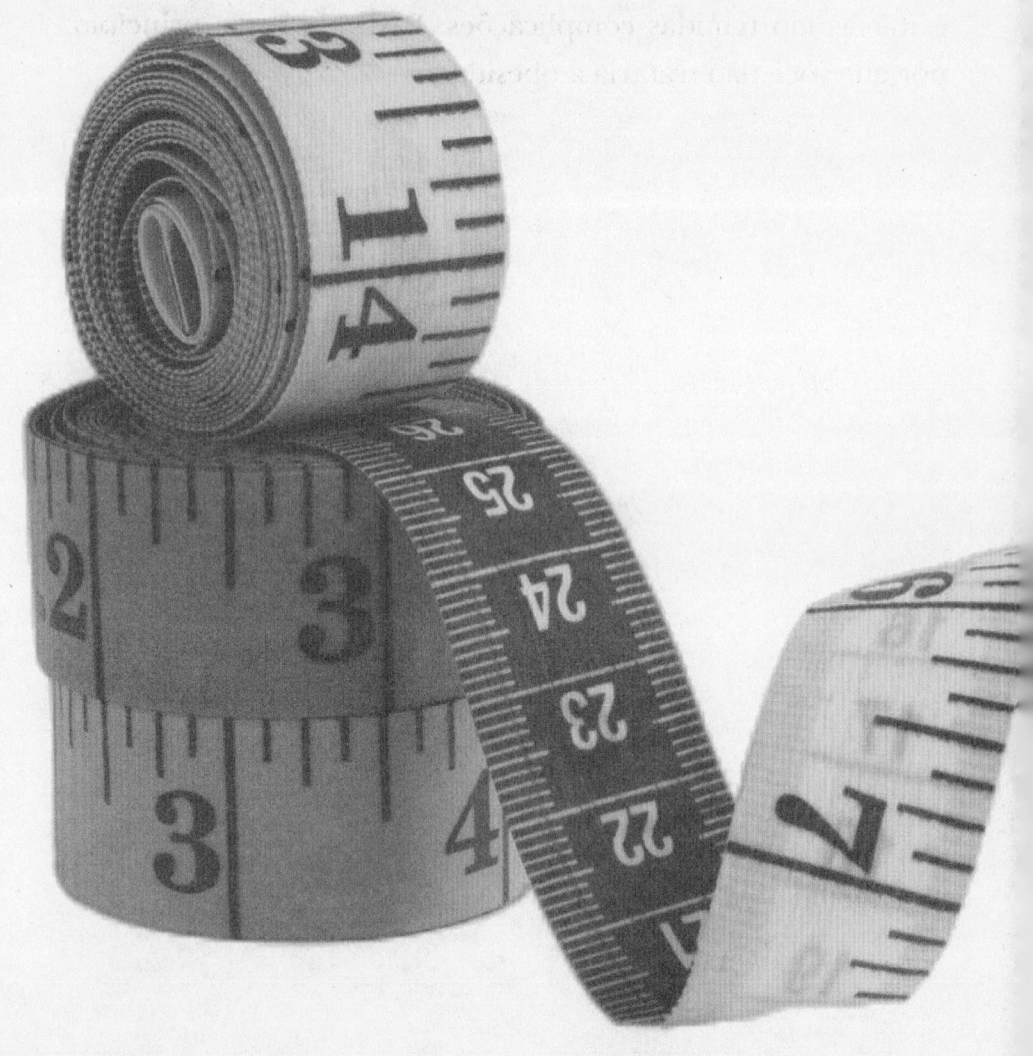

CAPÍTULO 1

A obesidade

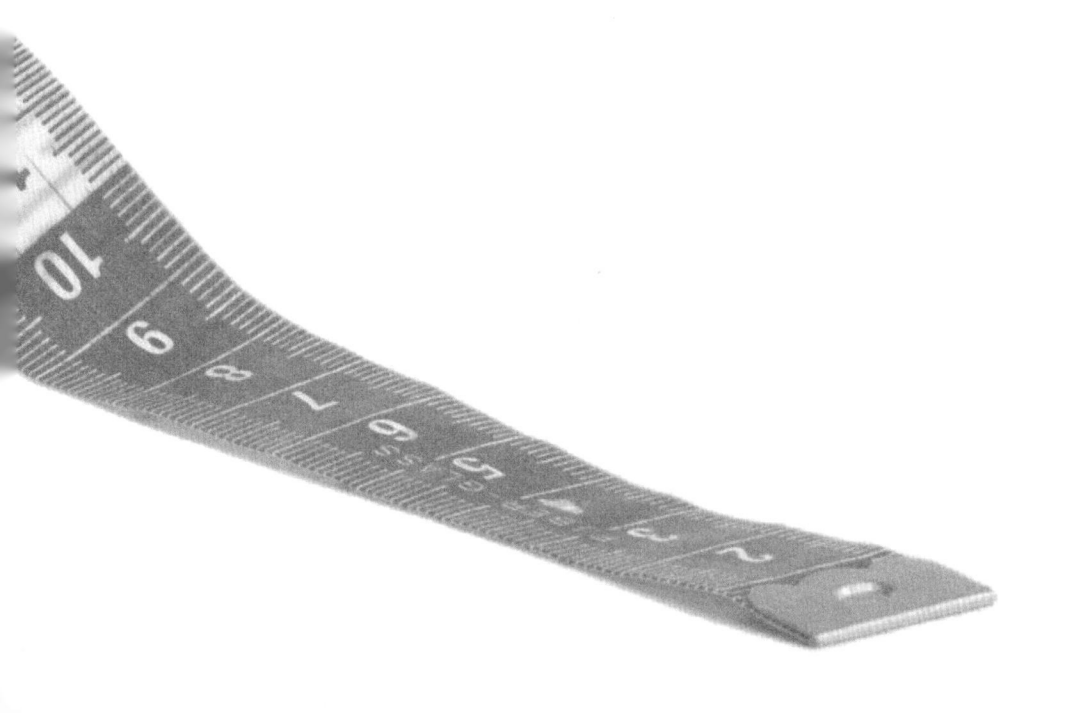

Antes de prosseguirmos, é importante explicar o que é a obesidade.

Obesidade é uma doença de fácil diagnóstico, mas de complexa compreensão, sobretudo por sua característica multifatorial, tendo relação não somente com a alimentação e atividade física, mas também com sono, estresse, alterações hormonais e metabólicas. Dizer que alguém é obeso envolve mais do que apenas a visão. Olhamos para uma pessoa e muitas das vezes já a julgamos como "obesa" ou não. Porém, existem critérios, alguns mais precisos, outros menos, capazes de realmente nos ajudarem a classificar a obesidade e o excesso de peso.

Um dos primeiros métodos desenvolvidos para a avaliação e estratificação de obesidade é o Índice de Massa Corporal (IMC), que é um cálculo matemático simples. Resulta da divisão do peso corporal em quilogramas (kg) pelo quadrado da altura em metros (m) representado na fórmula a seguir:

$$IMC = \frac{PESO}{(ALTURA)^2}$$

Um cálculo simples utilizando informações fáceis de serem obtidas (peso e altura). É um dos principais marcadores utilizados no mundo, em especial para estratificar de modo rápido os pacientes de maneira básica, sendo amplamente utilizado por sua simplicidade e praticidade. A Organização Mundial da Saúde (OMS) classifica as faixas de IMC conforme a tabela abaixo:

Classificação	IMC	Risco de comorbidade
Baixo peso	<18,5	Baixo
Normal	18,5-24,9	Médio
Sobrepeso	25-29,9	Aumentado
Obesidade I	30-34,9	Moderado
Obesidade II	35-39,9	Grave
Obesidade III	>40	Muito grave

Esse método tem uma grande limitação, pois não leva em consideração a composição corporal, apenas o peso total. Exemplificarei o problema dessa técnica.

Vamos tomar o exemplo de uma figura pública conhecida por muitos, Arnold Schwarzenegger, tido como referência na prática de atividades esportivas e porte físico muscular. Utilizando dados recentes, sabemos que ele pesa 113 kg e tem uma altura de 1,88 m. Aplicando a fórmula descrita anteriormente, encontramos um IMC de 31,9, compatível com Obesidade Grau I. Ele tem uma quantidade de massa muscular muito grande por conta de sua profissão, além de cultivar hábitos de vida e rotina de treinos físicos. Ele pode não ter gordura corporal em excesso, mas sim massa muscular. Uma vez que este método leva em consideração apenas o peso total, e não a divisão de peso entre os diferentes componentes do nosso corpo, como

A obesidade

água, massa muscular, ossos e a tão temida gordura, podemos estar classificando alguns pacientes de maneira errônea.

O tempo e a tecnologia nos ajudaram a superar este problema, fazendo uso de alguns outros métodos mais precisos, como, por exemplo, a bioimpedância.

Este último método citado é amplamente empregado na atualidade, sendo um dos mais confiáveis em vigor. Consiste em uma balança com eletrodos capazes de gerar uma baixa corrente elétrica (não sentimos nada durante o exame), que percorre o nosso corpo. Uma vez que os diferentes tecidos do nosso corpo conduzem eletricidade em velocidades diferentes, conseguimos estimar a quantidade de gordura, músculo, massa óssea e água em nosso organismo. Assim, já conseguimos superar (e muito) o IMC em uma análise mais precisa de nossa composição corporal.

Alguns outros métodos pouco utilizados na prática, como a densitometria de corpo inteiro, também podem ser empregados. A densitometria é comumente utilizada para rastreio e acompanhamento de doenças relacionadas ao envelhecimento e enfraquecimento ósseo, como osteopenia e osteoporose. Mas ela também pode ser utilizada para diferenciar a composição corporal. É um método seguro, mas necessita do uso de radiação, e hoje já sabemos que a exposição constante e prolongada a fontes de radiação pode trazer consequências para nosso organismo, principalmente aumentando a probabilidade do desenvolvimento de certos tipos de tumores.

Outro método a ser citado é o escaneamento corporal 3D. Este método não exclui os outros, mas serve como uma maneira de visualizar seu corpo em um avatar 3D, bem como acompanhar seu progresso, não somente com números, mas também com imagens! O paciente fica sobre uma plataforma giratória, e captamos as imagens para mensuração de circunferências e criação do avatar 3D, estimando então a composição corporal.

Vamos juntos entender o que é obesidade.

De maneira simplificada, obesidade é uma doença crônica e multifatorial caracterizada por acúmulo de gordura corporal.

Chamamos de crônica, pois ela tende a durar longos anos, assim como o diabetes e a pressão alta, que podem durar uma vida inteira. Nós podemos tomar medidas para controlar o diabetes e a hipertensão; na obesidade, a história se repete. Dizemos que ela é multifatorial, porque as causas e os agravantes associados ao acúmulo de peso são diversos, envolvendo muito mais do que somente alimentação e atividade física. Veremos em mais detalhes adiante.

Ao avaliar a bioimpedância, dizemos que o paciente se encontra em obesidade quando a mulher tem ao menos 35% do seu peso de gordura corporal e o homem 25%. Esta variação entre homens e mulheres se dá pelas diferenças hormonais, bem como pela capacidade do corpo da mulher de gerir uma nova vida.

Nossa preocupação frente à obesidade se dá por vários motivos, sendo o quesito estético, apenas um deles. Do ponto de vista bioquímico e metabólico, nosso corpo sofre muito quando nos encontramos com excesso de peso. É muito comum encontrar alguém com obesidade e alguma outra doença (diabetes, hipertensão, alterações do colesterol, fadiga, sono etc.). Em um

A obesidade

capítulo específico, veremos diversas dessas alterações que podem aparecer junto com a obesidade.

Um termo a ser entendido e muito utilizado é a **caloria**. Sempre vemos esse valor nos alimentos, mas será que sabemos o que ele significa? Caloria nada mais é do que uma medida de energia (calor) contida em alimentos e necessária para nosso organismo sobreviver. (Gastamos energias apenas por estarmos vivos; ao ler este livro, por exemplo, você está gastando calorias.) O alimento fornece energia (caloria) para nosso corpo poder sobreviver e realizar todas as suas atividades do dia a dia.

A obesidade tradicionalmente é vista como um desbalanço calórico. Isso significa que consumimos mais calorias do que gastamos, fechando um saldo positivo que deve ser armazenado de alguma forma em nosso organismo, muitas vezes sob a forma de gordura no tecido adiposo. Para facilitar a visualização desse processo, vamos fazer uma analogia. Pense que a caloria é dinheiro, estamos ganhando e gastando todo dia. Se ganharmos muito mais do que gastamos, o dinheiro fica sobrando e precisamos guardar em algum lugar, onde? No banco! Que em nosso organismo pode ser representado pelas células de gordura (tecido adiposo). O único problema nessa analogia é que ganhar dinheiro a mais é algo positivo, agora ganhar calorias a mais...

O problema dessa situação toda é que nosso corpo foi feito para sobreviver, uma herança dos tempos pré-históricos. Desde os primórdios da humanidade, quando a comida era escassa, o objetivo do ser humano era sobreviver! Os homens da caverna não tinham alimentos por todo lado, eles precisavam caçar seu alimento e podiam por vezes ficar dias sem comer, e não morriam de fome! Por que isso acontecia?

Pensemos em nosso corpo como uma fábrica que queima carvão para produzir energia. Esta fábrica está acostumada a receber e queimar 2 mil toneladas de carvão por dia. De repente, a fábrica começa a receber somente 1.500 toneladas por dia, o que fazemos? Reduzimos a quantidade que queimamos por dia, afinal, se estamos recebendo 1.500 toneladas por dia e queimando 2 mil toneladas, logo iremos gastar nosso estoque todo e poderíamos gerar um *blackout* (ficar sem energia).

Reduzindo a quantidade queimada para 1.500 toneladas, não vão acender todas as luzes que queríamos, mas com certeza é muito melhor do que não acender nenhuma.

Voltando ao mundo real, é isso que acontece com nosso corpo: se estamos condicionados a uma dieta de 2.000 kcal e alteramos para uma de 1.500 kcal, o nosso corpo automaticamente reduz nosso gasto (reduz a taxa metabólica basal) como um mecanismo de defesa e sobrevivência. Se propositalmente (ou não) reduzimos nossa ingestão calórica em 30%, o nosso corpo reduz nossa taxa metabólica em cerca de 30%, assim ele não sai perdendo. Isso explica por que as estratégias utilizadas até hoje, como somente comer menos, não surtem tanto efeito.

Para provar isto, foi realizado um estudo em Washington, no Instituto Carnegie, em 1919, no qual a taxa metabólica basal foi mensurada durante a dieta habitual dos participantes, e então foi reduzida a quantidade de calorias ingeridas em 30%. Nesse caso, o previsto ocorreu: a taxa metabólica acompanhou a queda em 30%, preservando a espécie humana.

A obesidade

Dados retirados do National Health and Nutrition Examination Survey (NHANES), uma pesquisa realizada nos Estados Unidos, mostraram um aumento da taxa de obesidade em 0,37% por ano entre 1990 e 2010, ao mesmo tempo que a quantidade média de calorias ingeridas se manteve estável. Mais um ponto para reforçar a contradição de culpar o desbalanço energético pelos problemas do peso.

Outro estudo realizado pelo Dr. Ancel Keys em 1944 e 1945, conhecido como Minnesota Starvation Experiment, separou indivíduos saudáveis, jovens e com peso corporal médio de 69,3 kg. Nos primeiros 3 meses lhes foi oferecida uma dieta de 3.200 kcal por dia, passando para uma dieta de 1.570 kcal nos 6 meses seguintes, uma redução de cerca de 50% das calorias. Além disso, realizaram atividade física padronizada (caminhada de 22 milhas por semana, o equivalente a 35 quilômetros). Os resultados mostraram uma redução do metabolismo basal em 40%.

As projeções esperavam uma perda de 35,3 kg no período do experimento, mas a perda observada foi de 16,8 kg. Uma ótima perda de peso, certo? O grande revés foram os problemas atrelados a essa resposta do organismo em reduzir o gasto de energia para acompanhar a alimentação. Fraqueza, cansaço, tontura, queda de cabelos, unhas quebradiças e outras alterações clínicas. Após o período de "fome", os participantes retornaram para suas dietas habituais, e aí surgiu outro problema maior ainda: em 12 semanas os participantes já haviam voltado para seu peso basal.

Este estudo utilizou medidas drásticas, mas podemos aplicar a nossa prática do dia a dia. **Muitos de nós já tentamos fazer dieta por um período, perdemos peso, ficamos felizes. Até que cansamos da dieta e voltamos para nossa alimentação habitual. E o que aconteceu? Voltamos ao nosso peso basal ou até um pouco mais.** Somente dieta e exercício físico não resolvem a obesidade, precisamos de mais armamentos contra essa terrível doença!

Outro estudo que mudou muito o conceito de tratamento da obesidade foi o Women's Health Initiative Dietary Modification Trial, um dos mais importantes na área de modificação alimentar. Este estudo contou com 50 mil mulheres e reduziu em 20% a quantidade de calorias diárias de 1/3 das pacientes, bem como aumentou a ingestão de frutas e estimulou a prática de atividade física. Enquanto isso, os outros 2/3 das mulheres não tiveram nenhuma intervenção, foram o grupo controle. No primeiro ano, as mulheres que reduziram a quantidade de calorias perderam em média 1,8 kg. Já no segundo ano do estudo, não foi observada nenhuma diferença de peso entre os grupos.

Podemos então tirar a conclusão de que, a longo prazo, realizar somente modificação na alimentação não é o suficiente para perder peso e mantê-lo reduzido. Precisamos de mais! É muito difícil nosso corpo sozinho dar conta do recado. Considerando a obesidade como uma doença multifatorial, aqui estamos abordando apenas um de seus aspectos, a alimentação. Se não tivermos uma abordagem ampliada e uma visão individualizada do paciente, a derrota é certa!

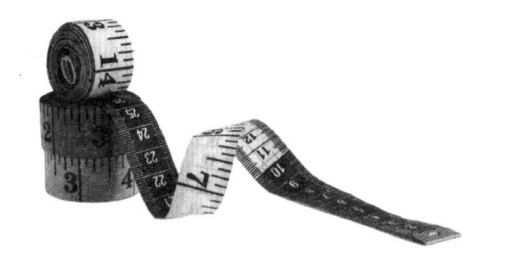

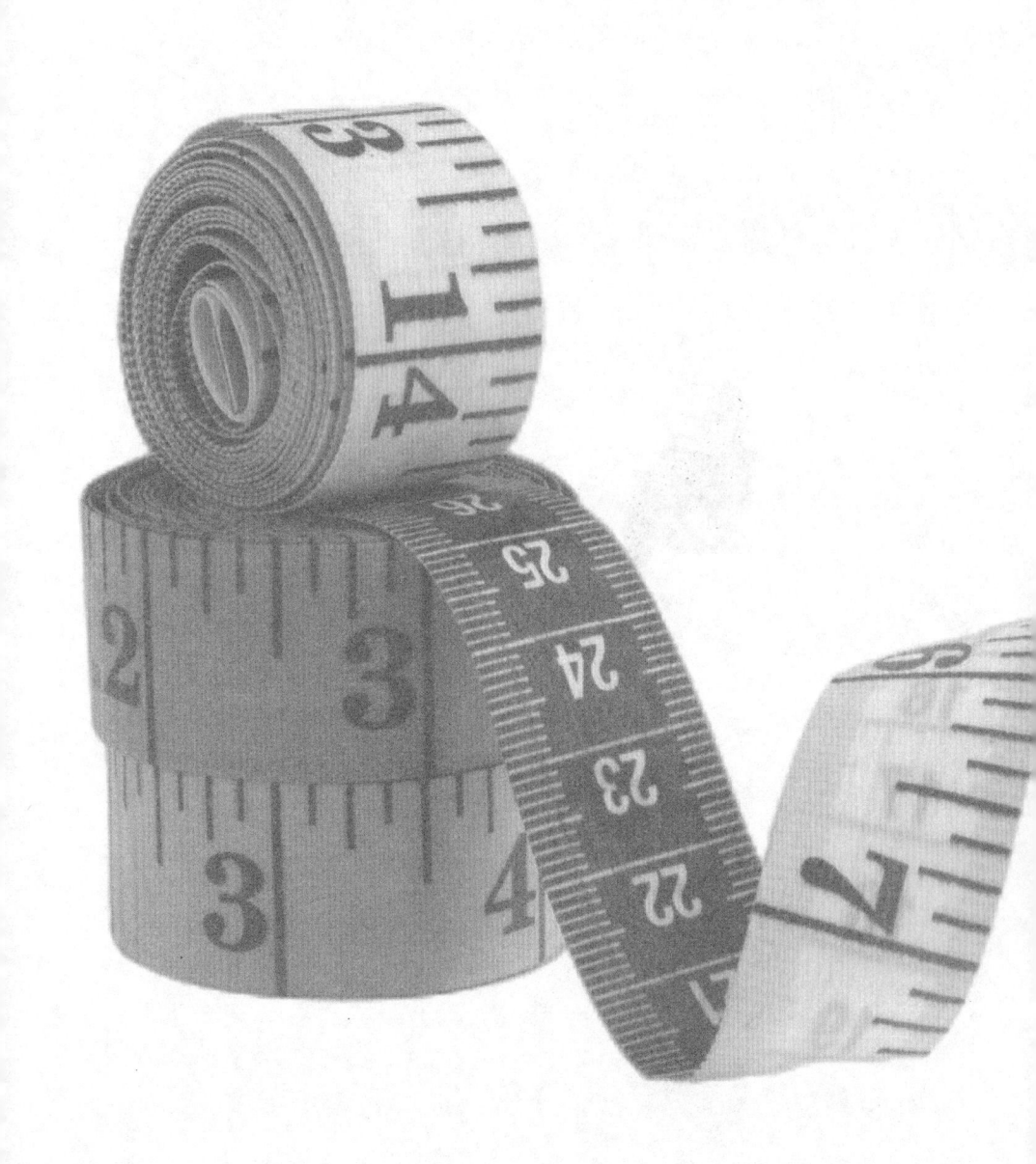

CAPÍTULO 2

Evolução da obesidade

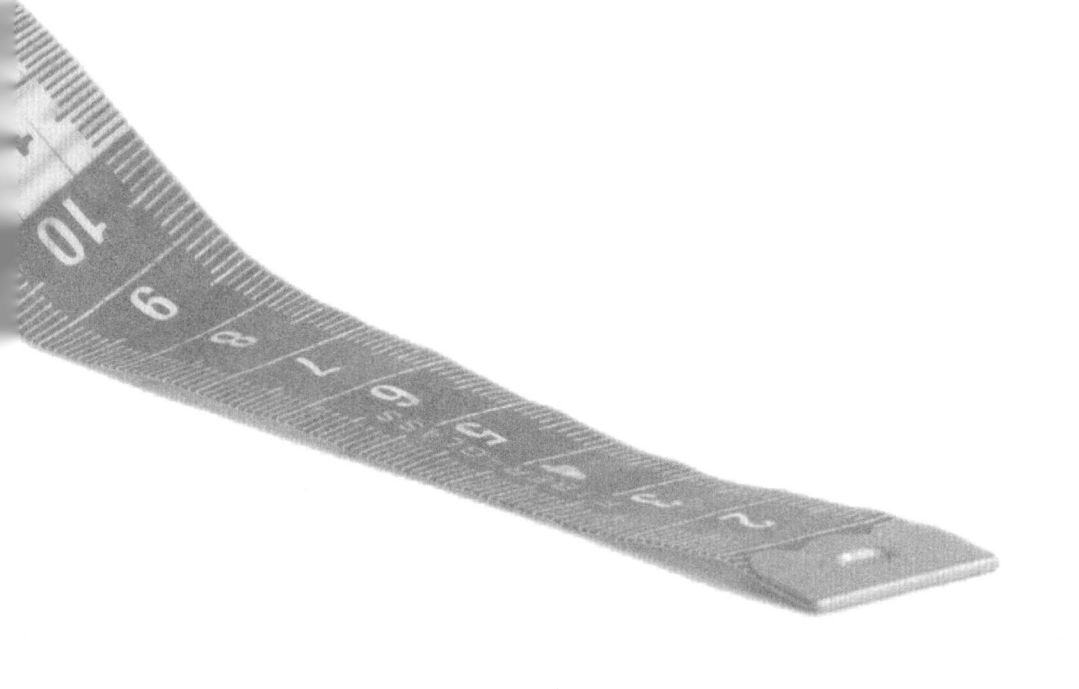

Com o passar dos anos as taxas de obesidade foram piorando e seguem em vertiginosa ascensão. Mundialmente as taxas de prevalência dessa doença estão se elevando. No gráfico a seguir vemos a prevalência de obesidade em alguns países, ao longo de três décadas. Mesmo com medidas iniciais de controle da obesidade, como orientações alimentares e incentivo à prática de atividades físicas, percebemos que os números só pioraram.

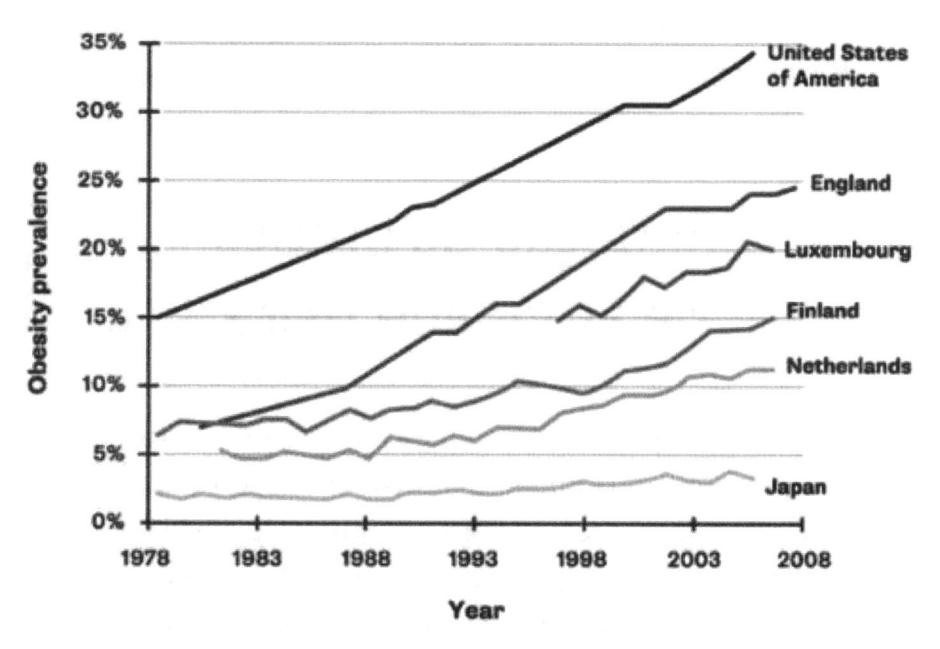

Fonte: Fung, 2016.

Nos Estados Unidos a prevalência de obesidade saltou de 15% para 35% em cerca de 27 anos, dobrando sua prevalência em apenas dois decênios! Mas esse não foi o único país afetado. Como podemos observar, Inglaterra dobrou as taxas de obesidade em cerca de uma década. O Canadá, no período entre 1985 e 2011, teve a prevalência da obesidade triplicada, evoluindo de 6% da população obesa para 18%!

Cada país teve seu ritmo de agravamento, assim quase todos os países pioraram as taxas de obesidade e com isso aumentaram a prevalência de comorbidades e mortes relacionadas a doenças não infecciosas (como AVC, infarto e câncer). Diversos fatores podem ser atribuídos ao aumento de peso corporal, entre eles podemos citar:

Redução da prática de atividade física

Antigamente, se queríamos ir a algum lugar, era necessário caminhar por um determinado percurso ou então utilizar algum meio de transporte que envolvesse a prática de atividade física, como pedalar. Na Pré-História erámos muito ativos, pois era preciso andar em busca de alimento e abrigo. Na atualidade, para todos os lugares aonde vamos temos à nossa disposição meios mais práticos, como carro, trem, ônibus ou até mesmo moto.

Ademais, podemos citar os moldes de trabalho da atualidade, em que passamos boa parte do nosso dia sentados em frente a telas de computador, tolerando longas jornadas de trabalho sob regimes de estresse, retornando para nossos lares no fim do dia, desgastados, cansados e sem tempo para praticar atividades físicas.

Com a pandemia esta situação ficou ainda pior, pois com a prática de home office não nos deslocamos sequer para ir ao trabalho. Andávamos do quarto para a cozinha, da cozinha para a sala, e repetíamos o percurso algumas vezes ao longo do dia, principalmente ir até a cozinha para "beliscar" alguma comida rápida. Isso sem levar em consideração que o período de *lockdown*, extremamente necessário no início da pandemia, serviu como motivo para algumas pessoas não praticarem atividade física e infelizmente acabou se tornando um hábito ruim.

Discutiremos em um capítulo específico a importância da prática de atividade física.

Alimentação industrializada

Com a industrialização tomando força na Inglaterra após a Revolução Industrial na segunda metade do século XVIII, os moldes de trabalho mudaram, dando ênfase exclusiva à produção! Tivemos um aumento da jornada de trabalho, encurtamento do período livre, inclusive das pausas para realizar refeições. Naquela época surgiu a máxima de trabalhar mais, produzir mais e, consequentemente, lucrar mais.

"O vício é a ausência da sabedoria e é agir contra o próprio interesse e bem humano."

SÓCRATES

Aproveitando essa situação e oportunidade de mercado, os alimentos industrializados ganharam força, e consequentemente diversas empresas começaram a se consolidar nessa época. Estes eram alimentos de rápido consumo, requeriam pouco tempo de preparo prévio e, melhor ainda, eram saborosos! O que mais uma pessoa que vive trabalhando poderia querer?

O tempo passou, mas as práticas e o modelo de trabalho implementados naquele período seguem em vigor e estão atrelados ao hábito do consumo de alimentos industrializados. A cada dia essa espécie de produto ganha mais relevância (sem falar da variedade de cores e sabores).

Mais adiante abordaremos qual é a importância de uma alimentação saudável e como alcançá-la não é impossível!

Alimentação de pior qualidade

Outro fator determinante e de extrema relevância, mas por vezes esquecido, é a qualidade dos alimentos ingeridos. Enquanto alimentos "ruins" (nutricionalmente) para sua saúde são mais acessíveis e baratos, os alimentos considerados bons são mais caros, não sendo acessíveis para toda a população.

Diversas pessoas não têm a opção de comprar frutas, verduras, leguminosas, grãos integrais e proteínas, fazendo substituição por alimentos ricos em amido, açúcares simples e outros industrializados.

Disruptores endócrinos

Quando mencionamos disruptores, estamos falando de substâncias químicas às quais somos expostos constantemente e que interferem na produção hormonal de nosso corpo, porém muitas vezes nem sabemos desses riscos.

Um dos mais relevantes, principalmente no campo da obesidade, é o BPA (Bisfenol A), um composto presente em objetos que usamos no cotidiano como garrafas e potes de plástico. Ao ser exposto a temperaturas elevadas, o elemento é liberado na água ou no alimento, contaminando-os. Ao consumir esses elementos, consequentemente inserimos em nosso corpo substâncias prejudiciais à saúde. Diversos estudos mostram a associação da contaminação por BPA com alterações na fertilidade, na produção hormonal, na regulação da adipogênese (células de gordura), além do aumento da probabilidade de desenvolvimento de câncer.

Devemos sempre estar atentos para evitar esquentar e colocar alimentos quentes em potes plásticos. Precisamos dar preferência por garrafas de plástico que não contenham esse elemento químico ou garrafas de vidro. Muitas garrafas de plástico já estão sendo comercializadas com rótulos bem grandes: *BPA-free*. É isto que devemos buscar!

Estresse e sono

O estresse e o sono podem influenciar diretamente nosso peso e nosso dia a dia, além de constatarmos diversas repercussões metabólicas negativas causadas por uma noite maldormida. Lembre-se de quando você dormiu mal, acordou cansada(o) e passou o dia trabalhando: a chance de você não ter realizado uma atividade física por conta deste cansaço é alta! E o mesmo aconteceu com a alimentação, tenho certeza de que comer um lanche, uma bolacha, foi mais fácil do que preparar uma salada ou comida de verdade. Sem falar do consumo de doces, pois trabalhamos demais, estamos cansados, "merecemos".

Isso tudo não acontece ao acaso, e não é só com você! Uma noite de sono maldormida é capaz de alterar nossos níveis hormonais, aumentando hormônios relacionados ao estresse que inflamam nosso cérebro, deixando-o cansado, sem energia e preguiçoso. É claro que no fim do dia ele vai querer algo gostoso para comer e ser "recompensado". Ativando as vias cerebrais relacionadas ao prazer, nós nos sentimos melhor, essas são as mesmas vias ativadas com o uso de álcool e drogas, por isso o potencial de nos viciar. O açúcar e as gorduras são substâncias poderosas para estimular essas vias.

As causas relacionadas às alterações do sono são inúmeras, devendo ser avaliadas de maneira individual e contextualizada com cada paciente. Podemos citar a ansiedade, o estresse, as alterações de minerais, as práticas ruins antes de dormir, como por exemplo uso de aparelhos eletrônicos, consumo de cafeinados, além de outras alterações no nosso próprio cérebro. Identificando o padrão de sono e realizando a investigação da causa, ajustar o seu sono não será impossível! Mais adiante no livro darei algumas dicas para começar a melhorar seu sono hoje mesmo!

Falta de profissionais treinados

Deixei este ponto por último por se tratar de um dos mais relevantes e impactantes atualmente. Já vimos o quanto a obesidade foi e continua sendo negligenciada por diversos profissionais. Uma análise avaliando as principais barreiras ao tratamento da obesidade coloca a falta de profissionais qualificados em primeiro lugar!

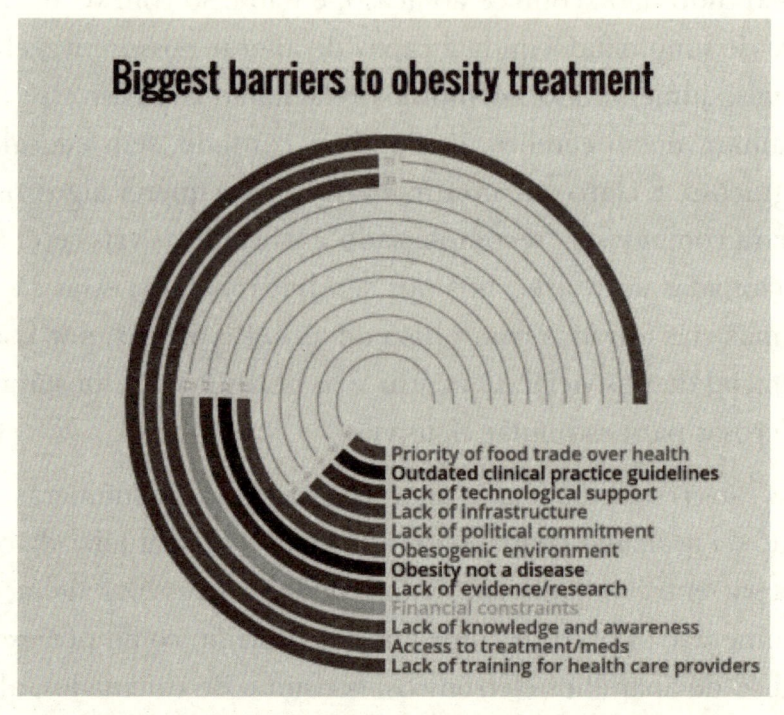

Biggest barriers to obesity treatment

- Priority of food trade over health
- Outdated clinical practice guidelines
- Lack of technological support
- Lack of infrastructure
- Lack of political commitment
- Obesogenic environment
- Obesity not a disease
- Lack of evidence/research
- Financial constraints
- Lack of knowledge and awareness
- Access to treatment/meds
- Lack of training for health care providers

Fonte: Current Status and Response to the Global Obesity Pandemic: Proceedings of a Workshop

Nos Estados Unidos temos a American Board of Obesity Medicine (ABOM), uma sociedade voltada para o estudo da obesidade, porém limitada a médicos americanos. No Brasil, foi criada recentemente a Sociedade Brasileira de Medicina da Obesidade (Sbemo), com o mesmo propósito: estudar a obesidade e qualificar profissionais para o acompanhamento e tratamento de pacientes que sofrem com essa condição. Os números de médicos qualificados ainda são mínimos. Mundialmente temos 14 milhões de médicos, sendo que apenas 12 mil, ou seja, 0,08%, são certificados em medicina da obesidade. No Brasil, os números não são muito diferentes: dos 545 mil médicos brasileiros, apenas 580 são certificados em medicina da obesidade, 0,1% (segundo dados da Sbemo – Sociedade Brasileira de Medicina da Obesidade, 2023).

Por muito tempo tentamos controlar o avanço da obesidade, sobretudo nos baseando unicamente no princípio do desbalanço calórico. A base de orientações alimentares muito difundidas hoje surgiu de um político estadunidense (não relacionado à área da saúde) o qual pensava que, se estamos aumentando a gordura do nosso corpo, é porque estamos consumindo alimentos com mais gordura! Nessa época surgiu a principal orientação alimentar vista até hoje: consuma menos gordura! Todos esperavam resultados positivos, e a implementação dessas medidas foi bem aceita. Entre 1976 e 1996, os estadunidenses reduziram o percentual de gordura na alimentação e aumentaram o percentual de carboidratos ingeridos, com uma ótima adesão! Porém os resultados na taxa de obesidade foram desanimadores. Em 1960, cerca de 14% dos estadunidenses tinham IMC >30, e este número se elevou para cerca de 20% em 1985, 30% em 1995 e chegou a quase 40% em 2010. Embora o pensamento incialmente pudesse parecer lógico, não estávamos lidando apenas com uma variável. Podemos concluir que somente mudar a dieta não funcionou, e mesmo assim seguimos tentando isso até hoje.

A partir dos resultados negativos e com a proposta de entender melhor o que poderia estar acontecendo em nosso corpo, passamos a estudar com mais acuidade a obesidade, dar mais importância a ela e procurar outros meios de resolver esse problema! Entramos na era da obesidade não somente como um problema calórico, mas como uma questão hormonal e multifatorial.

"Insanidade é continuar fazendo sempre a mesma coisa e esperar resultados diferentes."

ALBERT EINSTEIN

"Insanidade
é continuar
fazendo
a mesma

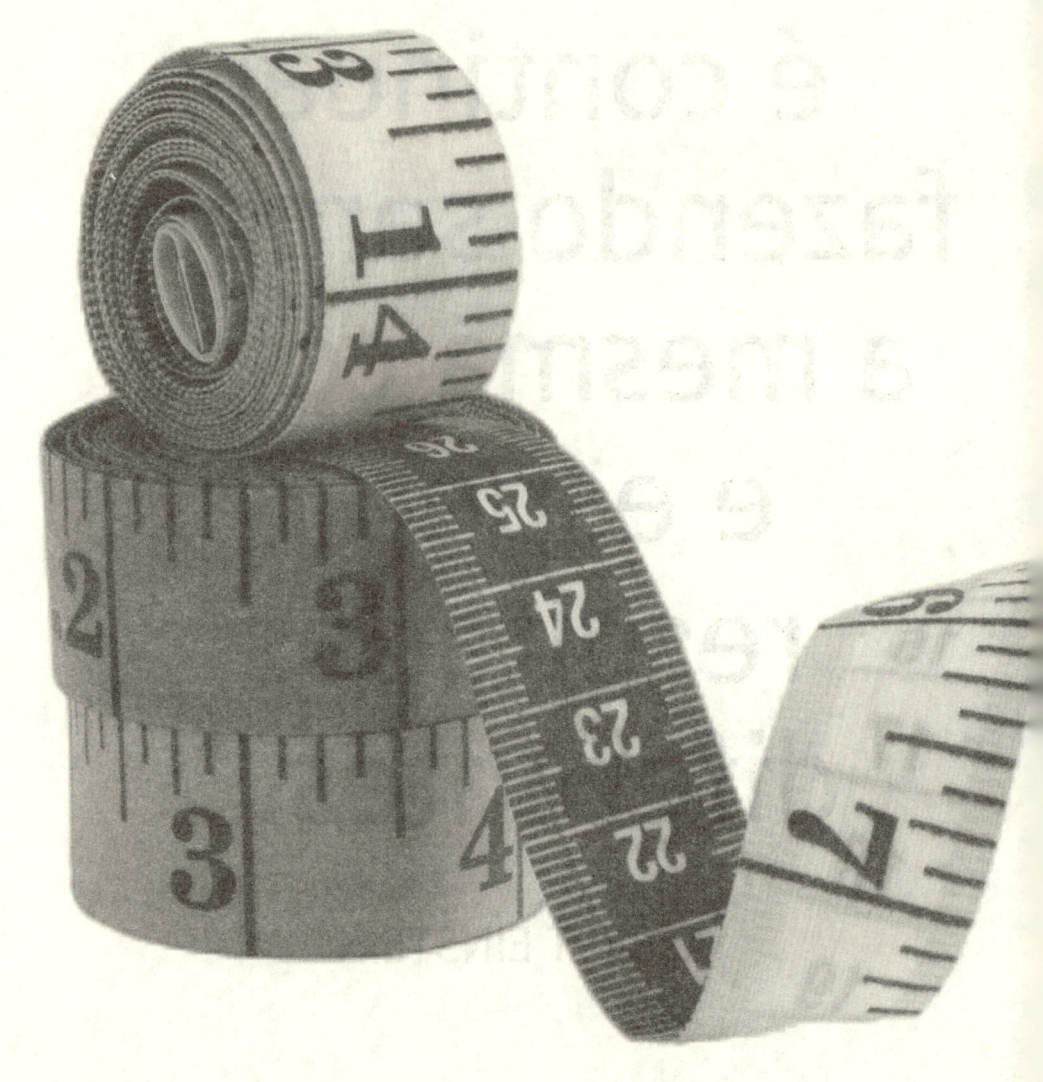

CAPÍTULO 3

Obesidade hormonal

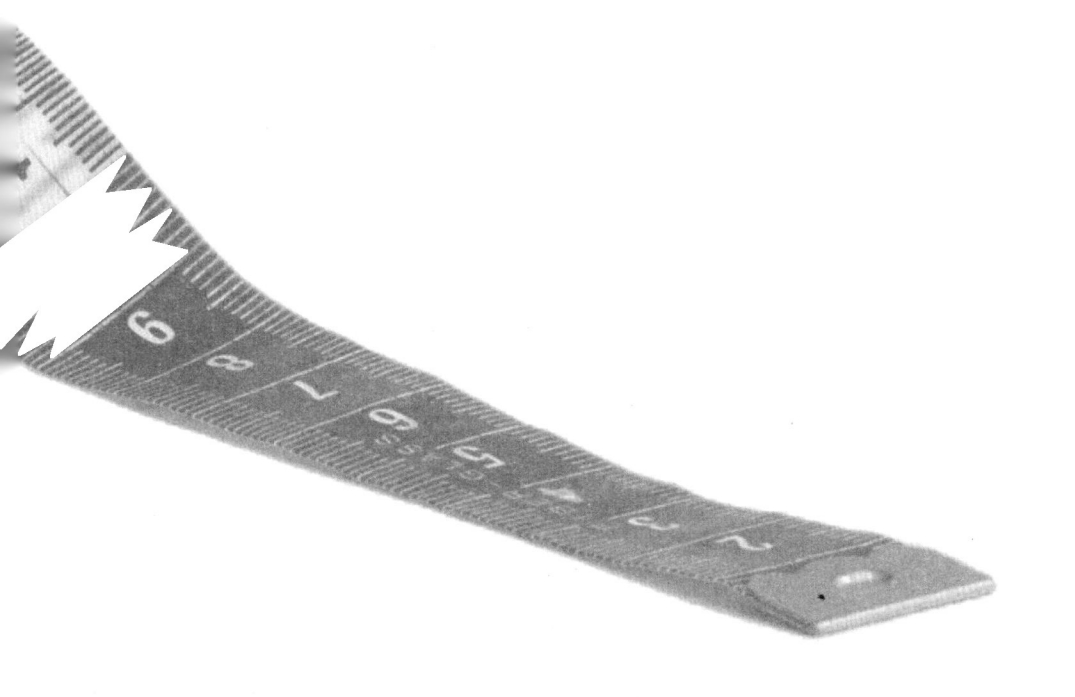

O entendimento da obesidade como uma causa também hormonal foi de grande valia para o avanço da medicina nesse ramo. Entender que os hormônios atuam em diversas vias sinalizadoras, regulando a secreção e a produção de variadas substâncias, já nos coloca em uma posição privilegiada, permitindo-nos combater melhor a obesidade.

A seguir, falaremos dos quatro principais hormônios envolvidos com a doença.

Leptina

O primeiro hormônio que vamos falar é a leptina, descoberta somente em 1994. É uma proteína (como os outros hormônios) produzida pelas células adiposas (células do tecido gorduroso). Seu nome é derivado do grego *lepto*, que significa fino. Então já conseguimos imaginar o que a leptina faz.

A leptina é um hormônio societógeno, ou seja, atua reduzindo a fome. Ela é produzida pelo tecido adiposo, sendo pouco influenciada por nossa alimentação. Após ser liberada, ela percorre o nosso corpo até o cérebro e atua no centro da fome, o hipotálamo, passando o estímulo de saciedade e fazendo-nos assim parar de comer. Por ser um hormônio produzido pelo tecido adiposo, quanto mais gordura temos, mais leptina é produzida em nosso corpo.

Quando ela foi descoberta, pouco era compreendido o porquê de pacientes com altos pesos sentirem mais fome do que pessoas com menos peso, mesmo estas produzindo maior quantidade de leptina. Mas hoje já temos uma elucidação maior sobre a situação. A obesidade não é um problema de deficiência de leptina, mas sim de resistência a ela.

Resistência à leptina significa que temos altos níveis dessa substância circulando em nosso organismo, mas temos poucos receptores disponíveis para que ela cumpra seu devido papel. Para facilitar, vamos imaginar a leptina como uma chave e o receptor como a fechadura. O ideal seria que uma chave abrisse uma fechadura, e é assim que o corpo saudável funciona! Uma molécula de leptina já é suficiente para se ligar ao seu receptor e realizar sua devida função. Na resistência, é como se as fechaduras precisassem de mais chaves para serem abertas, ou seja, o corpo precisa trabalhar mais (e se cansar mais), para produzir mais moléculas e conseguir o mesmo efeito no corpo.

Estudos tentaram a administração de leptina como uma nova abordagem ao tratamento de obesidade, afinal, se esta substância tira a fome, e queremos que o paciente coma menos, é só dar essa substância! Mas os resultados foram desanimadores, não apresentando resultado na perda de peso.

Grelina

A grelina, por sua vez, é um hormônio orexígeno, ou seja, relacionado ao apetite e à vontade de comer. Ela é produzida pelas células do estômago e, assim como a leptina, atua no cérebro (hipotálamo). Ela foi descoberta cinco anos após a leptina, e seu nome origina-se da palavra *ghre*, o correspondente em inglês seria *grow*, crescer.

O estímulo principal para sua produção é o jejum. Esse hormônio é responsável por nos fazer sentir fome depois de um certo período de tempo sem nos alimentarmos.

Diversos estudos mostraram que a perda de peso leva ao aumento dos níveis de grelina, ou seja, perdemos peso e aumentamos o apetite. Mais uma vez nosso corpo tentando sobreviver e voltar ao seu peso de conforto. Isso justifica muitas pessoas falarem que, ao perder peso, elas sentiram mais fome. São os hormônios! Altos níveis de substâncias que dão fome (grelina) e baixos níveis de substâncias que tiram a fome (leptina).

Insulina

Outro hormônio muito conhecido é a insulina. A mesma insulina que ouvimos falar do diabetes. Ela é produzida nas ilhotas beta do pâncreas, após o estímulo alimentar. Sua função é colocar o açúcar (glicose) do sangue para dentro das células. Ela funciona como sistema de chave e fechadura, semelhante ao dos outros hormônios citados anteriormente.

A glicose é importante para diversas funções em nosso organismo, como a produção de energia. Quando comemos, digerimos a comida, e a glicose entra em nossa corrente sanguínea. A insulina tem o papel de transportar esse açúcar do sangue para dentro das células, criando um estoque de energia, principalmente no fígado, em um processo chamado de glicogênese. Mas tudo tem limite, e no fígado não é diferente.

Ao atingir a quantidade máxima de estoque de energia, o carboidrato em excesso precisa ser armazenado em outro local, e aí surge o problema, ele é estocado sob forma de tecido adiposo, por meio de um processo chamado lipogênese, que é quando carboidratos se transformam em lipídeos (gordura).

E como utilizamos essa energia estocada? É simples! Passado um período após a alimentação, quando a glicose no sangue começa a cair, precisamos recrutar e utilizar aqueles estoques criados, sendo que o da gordura, infelizmente, será o último utilizado.

Em pacientes com sobrepeso, encontramos altos níveis de insulina circulante no sangue, cerca de 20% mais elevados quando comparado com o de pessoas sadias. E essa relação de alta de insulina com obesidade é tão verdadeira, que pacientes diabéticos em uso de insulina tendem a aumentar o peso, mostrando que não somente a insulina endógena (produzida pelo nosso corpo) como a insulina exógena (produzida fora do nosso corpo) influencia o ganho de peso. Segundo estudos, pacientes

Obesidade hormonal

diabéticos que começaram a utilizar insulina em cerca de seis meses ganharam uma média de 8,7 kg.

A insulina exógena não é a única medicação responsável pelo aumento do peso. Também induzem a isso outras soluções antidiabéticas orais, cujo mecanismo se baseia na amplificação do sistema de insulina, como por exemplo sulfonilureias (glibenclamida, glipizida) e tiazolidinedionas (pioglitazona).

Outro ponto que mostra que a insulina de fato leva ao ganho de peso é um tipo raro de tumor, chamado de insulinoma. Ocorre secreção constante de altas doses de insulina, e o ganho de peso ocorre em 72% dos pacientes com esse tipo de tumor.

O contrário é verdadeiro: se reduzirmos os níveis de insulina do paciente, podemos induzir à perda de peso. Os medicamentos inibidores da SGLT2 (Forxiga, XigDuo, Jardiance), utilizados para o tratamento de diabetes, reduzem a insulina e levam à perda de peso. Outro exemplo são os pacientes diabéticos tipo 1, ou seja, que não produzem insulina e se apresentam de uma forma geral com baixo peso, principalmente antes do início do tratamento com insulina exógena (injetável).

A descoberta do efeito obesogênico (capacidade de aumentar o peso de gordura corporal) da insulina é um dos temas mais novos na medicina. Há inclusive teorias que indicam a insulina como um inibidor da leptina. Quanto mais conseguimos dar atenção a esse ponto-chave, melhor conseguiremos tratar os pacientes que sofrem com obesidade.

A resistência insulínica funciona como a leptina. Nosso corpo vai precisar produzir mais moléculas de insulina para conseguir ativar um único receptor. Após ativado o seu receptor, a insulina em excesso pode causar complicações no organismo que veremos melhor adiante, mas podemos citar, por exemplo, o excesso de peso e o aumento de doenças cardiovasculares. Além disso, o pâncreas fica hiperestimulado, para conseguir produzir mais dessas moléculas, e assim como todos nós, ao trabalharem em regime de hora extra todos os dias, vamos entrar em fadiga/*burnout* rapidamente.

Cortisol

Produzido na glândula adrenal (localizada acima do rim), cortisol é o hormônio relacionado ao estresse. Ele é conhecido por atuar no sistema de luta ou fuga, ou seja, quando nosso corpo encontra algum obstáculo estressante e temos de lidar com isso, ele é liberado em picos. O problema do cortisol são os estímulos prolongados, que aumentam o nível de glicose no sangue, e consequentemente os níveis de insulina também se elevam, resultando, como vimos, no ganho de peso.

Há o cortisol produzido em nosso corpo e há também o cortisol exógeno, o qual muitas vezes nem sabemos que estamos utilizando. Tal é o caso de corticoides, como prednisona, dexametasona, beclometasona, dentre outros. Estudos conseguiram provar que o uso de prednisona elevou a glicose dos pacientes em 6,5% e os níveis de insulina em 20%. Além disso, essas medicações levam à resistência insulínica e à piora da glicose, podendo levar a quadros de diabetes.

Obesidade hormonal

A síndrome de Cushing é uma doença sob a qual a produção de cortisol eleva-se de modo crônico. De maneira geral, essa doença causa alterações da glicose no sangue, e 94% dos pacientes apresentam ganho de peso. Fica mais fácil vermos que o cortisol e a insulina atrapalham o processo de emagrecimento.

Com o avanço dos estudos na área, mostrando que o excesso de peso pode estar relacionado a outros fatores que não somente a alimentação, diversas medicações foram pesquisadas para atuar sobre este mecanismo hormonal, reduzindo a fome mesmo quando nosso corpo está brigando pelo contrário. Mais adiante veremos algumas das opções de tratamento, e como esses procedimentos atuam em nosso corpo, reduzindo nosso peso. Antes vamos comentar um pouco a respeito dos demais problemas de saúde associados ao sobrepeso e à obesidade.

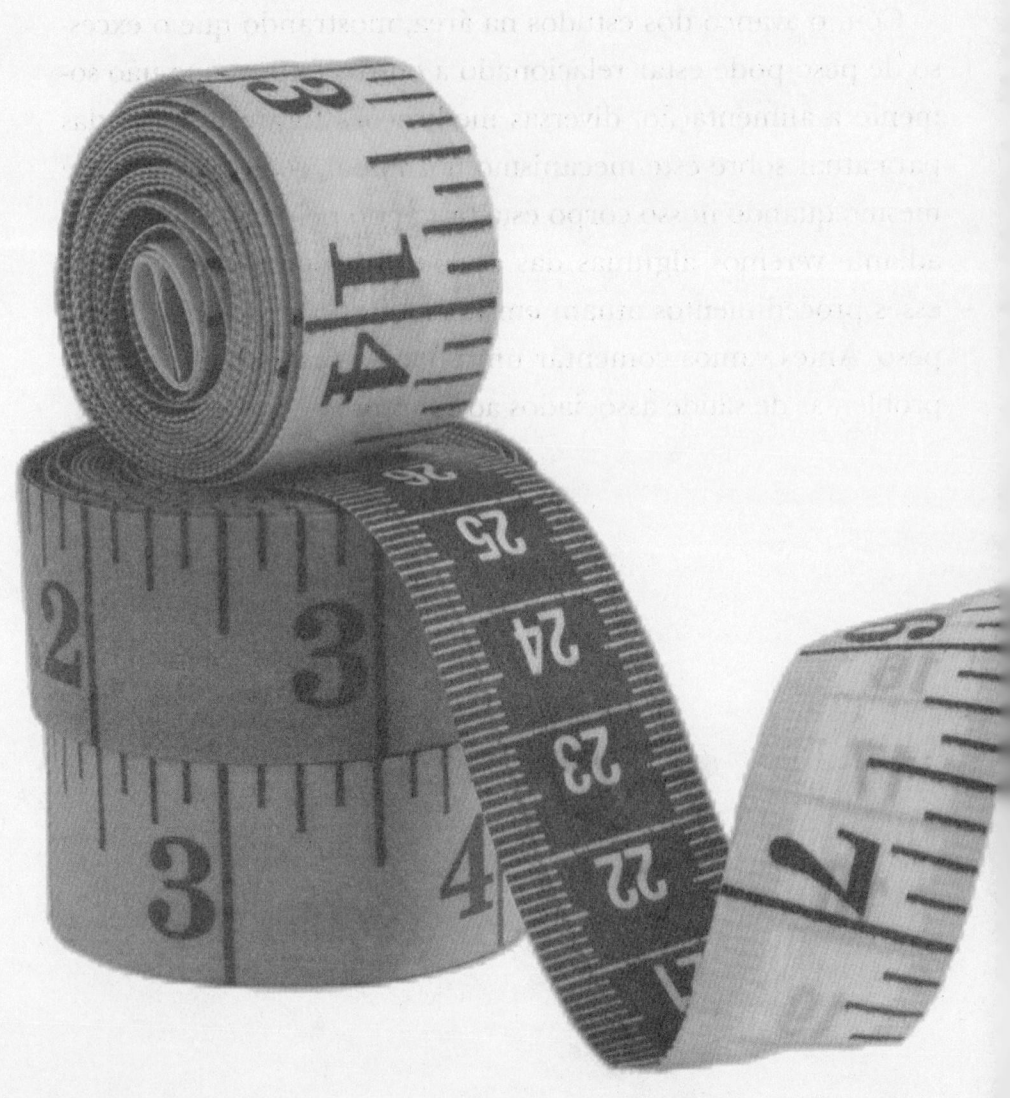

CAPÍTULO 4

Doenças associadas

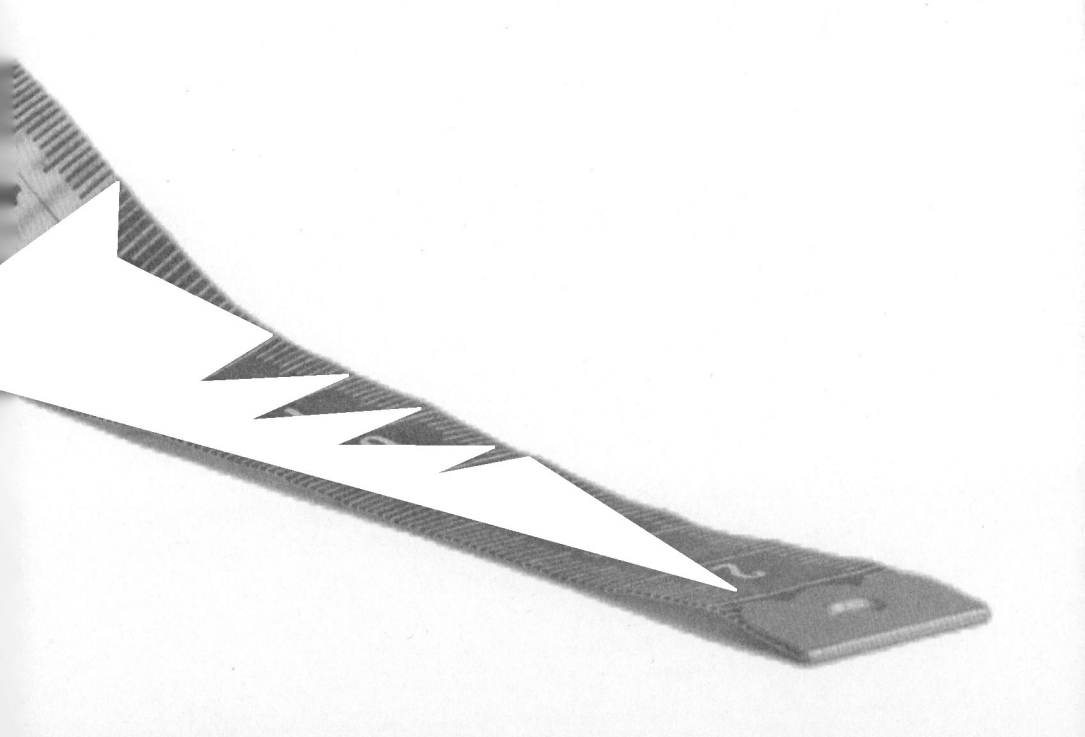

Hipertensão arterial

A hipertensão, popularmente chamada de pressão alta, implica a presença da pressão arterial em valores superiores a 140x90 mmHg na maior parte do tempo. É uma das principais comorbidades associadas a obesidade e excesso de peso. Um aumento de peso de 5% aumenta em 20-30% a chance do desenvolvimento de hipertensão. Exemplificando, se você tinha 80 kg e agora está com 84 kg, sua chance de desenvolver um quadro hipertensivo aumenta em cerca de 20%.

É uma das doenças mais comuns na população mundial. No Brasil, estima-se que mais de 30% dos adultos sejam portadores dessa condição médica. E, quando falamos em adultos com obesidade, a prevalência aumenta para 60%, uma taxa muito expressiva! Além de ser mais comum na população com obesidade, estes casos costumam ser de difícil controle pressórico.

Estima-se que em 2019 havia 1,3 bilhão de pessoas no mundo acometidas pela hipertensão. Porém, por ser uma doença silenciosa, metade desses casos não é diagnosticada. A ausência de diagnóstico é um dos principais motivos pelos alarmantes números de pacientes tratados de maneira inadequada; estima-se que 80% dos hipertensos não são tratados da maneira como deveriam.

A maioria dos casos está associada a hábitos de vida, mas existem algumas condições relacionadas a distúrbios genéticos, metabólicos e inclusive determinadas medicações.

Outros fatores de risco para a hipertensão incluem:

- Ingestão excessiva de álcool
- Sexo masculino
- Idade avançada
- Sedentarismo
- Ingestão excessiva de sódio (sal)
- Predisposição genética
- Síndrome da apneia obstrutiva do sono

O descontrole pressórico ao longo do tempo é um grande problema, pois aumenta o risco de alterações estruturais e funcionais de diversos órgãos do corpo, como coração, cérebro, artérias e rins. Isso culmina em um maior risco de eventos cardiovasculares (como infarto do miocárdio e AVC), perda de função renal, insuficiência cardíaca, alterações na visão, dentre outros problemas.

A regulação da ingestão adequada de sódio sempre deve ser avaliada, uma vez que nem todos os pacientes vão apresentar uma melhora pressórica ao retirá-lo. A regulação da produção de óxido nítrico também é de fundamental importância para a saúde do coração e dos vasos sanguíneos.

Falado tudo isso, **como sabemos se temos pressão alta?** Quais são os sintomas?

A hipertensão é uma doença silenciosa e costuma ocorrer de maneira insidiosa, com progresso lento, podendo passar muitos anos elevando-se silenciosamente. Embora isso seja menos frequente, alguns pacientes podem apresentar dores de cabeça e no peito, pressão atrás dos olhos, enjoo e outros sintomas.

Uma vez que a maior parte dos casos é assintomática, a avaliação médica rotineira é fundamental para o diagnóstico precoce. Ao aferir a pressão no consultório médico, já podemos suspeitar do diagnóstico de hipertensão, e por vezes até confirmá-lo. Mas também podemos realizar um exame chamado MAPA. Neste procedimento, o paciente fica com o aparelho de pressão (esfigmomanômetro) por 24 horas, a fim de aferir automaticamente diversas medidas da pressão arterial ao longo do dia e da noite.

Uma vez dado o diagnóstico de hipertensão, devemos rastrear as possíveis complicações que a doença pode estar trazendo para o corpo. Para isso é preciso avaliar visão, rins, fígado, coração, pâncreas etc.

O tratamento, que deve ser individualizado, é iniciado em seguida, podendo restringir-se a mudanças do estilo de vida ou incluir o uso de medicações anti-hipertensivas.

Dislipidemia

Dislipidemia é o nome técnico de colesterol elevado. Quando falamos de colesterol, avaliamos dois principais valores, o HDL e o LDL, que serão avaliados a seguir.

O LDL (*Low Density Lipoprotein*) é popularmente conhecido como colesterol ruim, pois se deposita na parede das artérias, formando as placas de gordura mencionadas anteriormente. Por serem menores, essas moléculas infiltram-se na parede arterial mais facilmente e ali produzem diversos fatores inflamatórios, piorando a saúde do vaso e atraindo mais células de gordura. Embora queiramos medidas menores, os valores devem ser avaliados caso a caso, com base no risco cardíaco individual. Sabemos que quase 60% da população brasileira apresenta níveis elevados dessa molécula. Os principais alimentos ricos em LDL são aqueles com gordura trans e saturada (fritura, manteiga, margarina, bacon, salame, presunto, mortadela, embutidos...)

O colesterol tem o papel de auxiliar na produção de diversos hormônios, além de vitamina D, portanto é necessário ao organismo, tornando-se um problema quando em excesso.

Por outro lado, o HDL (*High Density Lipoprotein*) é conhecido como o colesterol bom, uma vez que não tem potencial aterogênico, ou seja, não causa o acúmulo de gordura nas artérias. Logo, queremos valores mais elevados dessa molécula, tradicionalmente acima de 40 no homem e 50 na mulher. Ele provém das "gorduras boas", como ômega 3 e 6, encontrados em peixes, abacate, nozes.

Doenças associadas

É preciso individualizar o tratamento, embora sejam necessários ajustes na alimentação, para reduzir as gorduras ruins e aumentar as boas. O estímulo à prática de atividade física é fundamental, benefício – sobretudo na elevação do colesterol bom (HDL) – atestado por diversos estudos.

Quando necessário e bem-indicado, podemos também utilizar suplementos ou medicamentos que ajudem a melhorar os valores de colesterol.

Diabetes mellitus

O diabetes é uma das condições médicas mais conhecidas pela população, e isto se dá por sua enorme prevalência. Você provavelmente conhece alguém diagnosticado com diabetes. Essa condição está associada ao aumento da glicose sanguínea.

Podemos dividir grosseiramente em dois tipos. O diabetes tipo 1 é o menos comum e se dá devido à destruição total das células produtoras de insulina. O diagnóstico é mais comum entre jovens, podendo estar presente desde a infância. Além das medidas comportamentais, nesses casos, para o tratamento se faz necessária a reposição de insulina, uma vez que a produção desse hormônio está zerada.

O diabetes tipo 2 é o mais recorrente, sendo associado aos adultos e idosos, especialmente entre aqueles com hábitos de vida não saudáveis e, por muitas vezes, com sobrepeso/obesidade. Não há destruição das células que produzem insulina, logo ela continua a ser produzida, mas acontece uma resistência à sua ação nos receptores específicos, dificultando o transporte de glicose para dentro da célula. Na maioria desses casos não é necessário ministrar insulina, pois boa parte dos pacientes apresenta boa resposta com a modificação do estilo de vida e uso de medicações antidiabéticas (Metformina, XigDuo etc.).

Em geral, o paciente apresenta-se assintomático, ou seja, não tem sintomas. Mas, quando os níveis de glicose estão muito descompensados, pode-se ter sintomas como:

- Sede exagerada
- Fome excessiva
- Boca seca
- Vontade constante de urinar
- Tontura

Um dos maiores problemas do DM são as suas complicações, uma vez que o excesso de açúcar no corpo por longos períodos traz consequências para a saúde. Algumas dessas complicações incluem a retinopatia (alterações na visão), nefropatia (alterações no rim) e neuropatia (alterações nos nervos). E como complicações mais graves podemos citar as doenças coronarianas (IAM), as doenças cerebrovasculares (AVC) e a doença vascular periférica (podendo evoluir com necessidade de amputação).

Temos alguns dados recentes alarmantes evidenciando a remissão completa do diabetes tipo 2, algo até então inimaginável. No gráfico a seguir vê-se em detalhes a porcentagem de pacientes que atingiram a remissão do DM tipo 2 com a perda de

Doenças associadas

peso. O critério para considerar a remissão foi a manutenção da hemoglobina glicada abaixo de 6,5% **SEM** uso de medicações antidiabéticas.

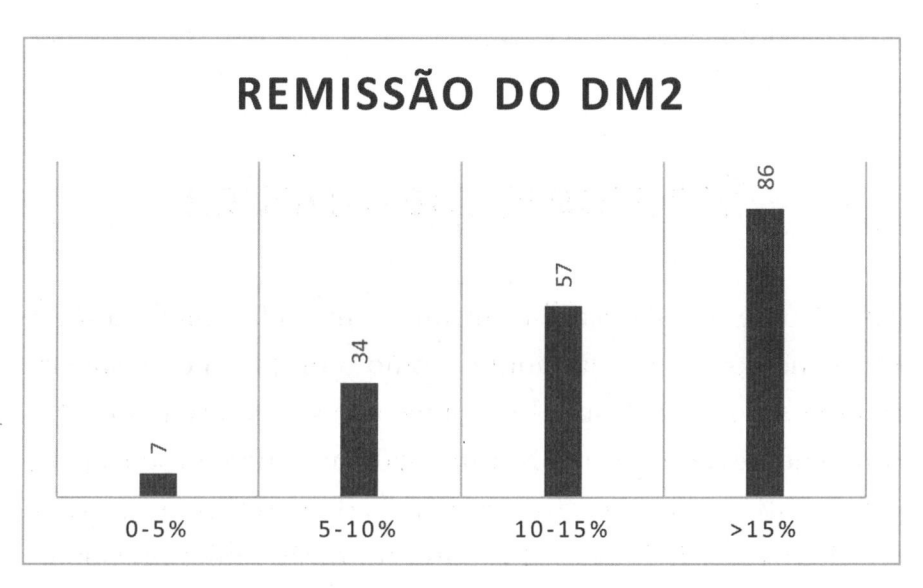

REMISSÃO DO DM2

0-5%	5-10%	10-15%	>15%
7	34	57	86

No gráfico em questão, o número acima de cada coluna mostra a porcentagem de pacientes que obtiveram a remissão do DM2 em cada faixa de perda de peso. E o número abaixo de cada coluna diz respeito à faixa de perda de peso corporal. Logo, é possível constatar que, de todos os pacientes diabéticos deste estudo, entre aqueles capazes de atingir uma perda de peso de 10% a 15%, 57% deles apresentaram remissão completa do DM2.

Como calcular a perda de peso em um caso prático? Em um paciente com 90 kg, uma perda de 5% corresponde a 4,5 kg; logo, ao atingir 85,5 kg, o indivíduo já conseguiu melhorar muito sua saúde!

Mais da metade dos pacientes que perderam ao menos 10% do peso tiveram a remissão do diabetes. E apenas 14% dos pacientes continuaram com DM2 ao perder ao menos 15% do peso corporal.

Síndrome metabólica

A síndrome metabólica está intimamente relacionada a algumas condições já citadas aqui e, como o próprio nome sugere, afeta nosso metabolismo. Ela começou a ser descrita em 1988, com o nome de síndrome X. Em 2020, um estudo desenvolvido pela UFMG mostrou que a prevalência desta síndrome entre os brasileiros era de 38,4%. Mais uma condição muito prevalente e em ascensão, intimamente relacionada a obesidade, hipertensão, diabetes, resistência insulínica e alterações do colesterol.

Ela está fortemente relacionada à piora da saúde de uma maneira geral, aumento da prevalência de doenças crônicas, aumento de doenças cardiovasculares (principalmente infarto do miocárdio e AVC) e, claro, aumento da mortalidade.

Fazemos o diagnóstico dessa síndrome quando encontramos a medida da circunferência abdominal superior a 102 cm no homem e 88 cm na mulher, somado a pelo menos dois dos critérios abaixo:

- **Glicemia** >100 mg/dL ou estar em tratamento para diabetes mellitus

Doenças associadas

- **Pressão arterial** >130x85 mmHg ou estar em tratamento para hipertensão
- **Triglicérides** >150 em jejum
- **HDL** <40 no homem e <50 na mulher

Síndrome dos ovários policísticos (SOP)

Cada vez mais a síndrome dos ovários policísticos (SOP) está ficando evidente na mídia e nos consultórios médicos. Trata-se de uma condição que acomete mulheres, podendo causar alterações no ciclo ovulatório e nos hormônios. O desenvolvimento desta síndrome ainda não é totalmente compreendido, mas a associação de fatores genéticos com o meio onde se vive desempenha grande importância.

Estamos relacionando essa síndrome à obesidade, pois ela tem um fator em comum com o excesso de peso: a resistência insulínica. Essa alteração pode estar presente previamente ao desenvolvimento da SOP ou pode surgir como consequência dela.

Os danos dessa síndrome não se limitam somente ao peso. Pacientes diagnosticados com SOP podem apresentar: infertilidade, acne, aumento de pelo, elevação da glicemia e insulina, irregularidade menstrual, aumento da pressão arterial, entre outras alterações.

Pode parecer contraditório, mas o diagnóstico da síndrome do ovário policístico não necessita de um exame de imagem (ultrassom, por exemplo) alterado para ser concluído. Para isso, utilizamos os critérios de Rotterdam, sendo necessários apenas dois dos três critérios a seguir:

- **Irregularidade menstrual** – Alteração na duração dos ciclos (menos de oito ciclos menstruais por ano ou ciclos com duração superior a 35 dias).

- **Hiperandrogenismo** – Dá-se pelo excesso de testosterona, sendo diagnosticada quando há presença de acne, pelos excessivos em locais tipicamente masculinos (como barba) ou alterações nos exames laboratoriais.

- **Ovários policísticos** – Exame de imagem com alterações compatíveis com a SOP, com a presença de 12 ou mais folículos em cada ovário ou um volume ovariano aumentado.

Infarto agudo do miocárdio (IAM)

O infarto agudo do miocárdio, popularmente chamado de infarto, é uma das condições mais graves e preocupantes entre todas as citadas e, claro, apresenta forte associação com diversos outros quadros médicos aqui mencionados.

Ela acontece principalmente após o processo de aterosclerose, isto é, o acúmulo de gordura nos vasos que levam sangue

Doenças associadas

ao coração. A obstrução dos vasos resulta no prejuízo do fluxo sanguíneo e consequentemente de toda a distribuição de oxigênio para as células também. As células com desequilíbrio na proporção entre oxigênio recebido e oxigênio gasto eventualmente morrem, provocando o infarto.

É pouco provável que a área morta consiga voltar à atividade normal, pois o músculo cardíaco morto não conseguirá mais contrair e bombear sangue normalmente. Em decorrência desse processo, outras situações clínicas podem acontecer, como arritmias, edema, insuficiência cardíaca, hipertrofia ventricular etc.

Dados do Ministério da Saúde evidenciam entre 300 mil e 400 mil casos de IAM ao ano no Brasil, sendo a principal causa de morte no país, e também no mundo. Em um estudo de 2023, o Instituto Nacional de Cardiologia mostrou que nos últimos quinze anos os números de internações por IAM em homens aumentaram em 158%.

Os principais sintomas associados à doença são:

- Dor do lado esquerdo do peito, em aperto ou pontada
- Irradiação da dor para o braço esquerdo, pescoço e face
- Tontura
- Suor frio
- Palidez
- Falta de ar

Mas podem existir casos atípicos, nos quais o paciente não tem esses sintomas clássicos, podendo inclusive não apresentar nenhum sintoma. Essa condição é predominante entre idosos, mulheres, diabéticos e pacientes transplantados cardíacos.

Acidente vascular cerebral (AVC)

O acidente vascular cerebral é outro quadro grave e, mais uma vez, possui forte associação com outras condições médicas aqui citadas, como por exemplo diabetes, dislipidemia, hipertensão e a própria obesidade. Sua base é muito semelhante àquela que vimos no IAM, a aterosclerose com redução do fluxo sanguíneo e morte celular, mas aqui não estamos falando do coração, mas do cérebro.

No ano de 2020 ocorreram em território brasileiro 99.010 mortes em função do AVC. Temos cerca de 12 mortes por hora, o que significa 288 óbitos em um único dia! Os dados mostram apenas um dos desfechos do AVC, que é o óbito, mas é preciso considerar outras sequelas, principalmente dificuldades de fala e motora.

O cérebro é o comando central do nosso corpo, ele controla pensamentos, movimentos, fala, expressões faciais, equilíbrio, entre diversas outras coisas. Se ocorre a morte desse comando central, é imaginável o que acontece com o corpo. Os sintomas e as sequelas apresentam-se de maneiras diferentes, a depender do local acometido pela falta de sangue e oxigênio.

De uma maneira geral, os principais sintomas associados à doença são:

- Dor de cabeça com alerta vermelho (início súbito, alta intensidade, não habitual)
- Fraqueza, dormência ou paralisia na face, braço ou perna (via de regra acomete um dos lados do corpo apenas)
- Perda ou dificuldade na fala
- Perda de visão
- Tontura
- Perda do equilíbrio

Após um episódio da doença, grande parte dos pacientes carrega sequelas consigo para o resto da vida. É alarmante que cerca de 50% dos pacientes acometidos pelo AVC fiquem dependentes de outra pessoa.

Doença hepática gordurosa

A maioria dos casos de acúmulo de gordura no fígado está ligado à síndrome metabólica. Cerca de 20% da população apresenta certo grau de acúmulo de gordura no fígado. A prevalência aumenta entre pacientes com sobrepeso e obesidade, chegando a 69% no primeiro grupo e 75% no segundo. A doença apresenta-se sob um amplo aspectro, que pode ou não evoluir como no quadro listado a seguir:

- **Esteatose hepática simples** – é o acúmulo de gordura no fígado de maneira inicial, sem que haja resposta inflamatória do corpo.

- **Esteato-hepatite não alcoólica** – em geral, é a progressão da etapa anterior, em que há a presença de inflamação e destruição celular no fígado.

- **Cirrose hepática** – caso a esteato-hepatite não seja controlada, esta costuma ser a próxima etapa da progressão da doença. De uma maneira muita mais séria e preocupante, com alterações irreversíveis significativas na estrutura do fígado, além de inflamação importante, podendo levar à insuficiência hepática.

- **Carcinoma hepatocelular** – é a progressão de toda a doença hepática previamente caracterizada para o estágio de malignização, ou seja, câncer. É importante também ressaltar que ele não surge apenas da gordura no fígado, mas a presença dela aumenta a chance do desenvolvimento dessa alteração grave.

Os principais fatores de risco para o surgimento e a progressão da doença hepática gordurosa são:

- Obesidade
- Aumento da circunferência abdominal
- Síndrome metabólica
- Diabetes mellitus
- Alterações da tireoide

- Síndrome do ovário policístico
- Alimentação rica em gordura saturada, frutose e alimentos ultraprocessados
- Sedentarismo

De todas as complicações que estamos comentando nesta seção, esta é uma das que apresenta melhor e mais rápida resposta frente à redução do peso. A redução de 5% do peso já melhora a esteatose hepática, a perda de 7% do peso já auxilia a reduzir a inflamação, e perdas superiores a 10% melhoram inclusive a fibrose/cirrose.

Síndrome da apneia obstrutiva do sono (Saos)

É uma síndrome caracterizada por episódios recorrentes de obstrução da via aérea superior durante o sono, comprometendo inclusive a troca gasosa no pulmão e prejudicando a oxigenação. Isto ocorre pelo relaxamento da musculatura enquanto dormimos, com colapso do tecido mole, bloqueando a passagem do ar – quanto mais tecido gorduroso, maior a chance de ocorrer o bloqueio.

Dentre os principais sintomas podemos citar:

- Insônia
- Sonolência diurna

- Roncos
- Períodos de interrupção da respiração
- Falta de concentração
- "Memória fraca"
- Queda da libido

Como desfecho dessa apneia do sono encontramos um sono fragmentado e não reparador. É comum não nos lembrarmos desses episódios, apenas sentimos cansaço, indisposição, falta de energia no dia seguinte. Esta síndrome tem relação direta com o aumento de doenças cardiovasculares (IAM, AVC, hipertensão arterial), doenças metabólicas (diabetes, pré-diabetes), alterações do humor (principalmente depressão), alterações hormonais (no homem, queda expressiva dos valores de testosterona) e um aumento na mortalidade por qualquer causa (cerca de 2 a 3 vezes maior do que na população geral).

O diagnóstico pode ser suspeitado com base nos sintomas citados anteriormente, muitas vezes é o cônjuge quem traz e nota essas queixas! Para a sua confirmação fazemos uso da polissonografia, um exame em que é possível avaliar diversos parâmetros (frequência cardíaca, frequência respiratória, despertares noturnos, roncos, episódios de apneia etc.) durante uma noite completa de sono.

Doenças associadas

Câncer

Por fim, mas não menos importante, vamos citar o câncer, uma doença crônica relacionada a alterações no DNA das células. De acordo com o Inca, existem mais de 100 tipos de câncer. Assim como diversas outras condições, seu surgimento se dá de maneira multifatorial, podendo surgir devido ao meio ambiente, aos maus hábitos de vida, à ingestão excessiva de alimentos ultraprocessados, à exposição e intoxicação por certos produtos químicos (como metais pesados e inseticidas), a alterações genéticas e, claro, ao excesso de peso, foco do presente livro. Apenas de 10 a 20% dos casos de câncer estão relacionados à genética, o restante tem influência total ou parcial do meio externo.

Os tipos de câncer com maior relação ao excesso de peso são:

- esôfago
- estômago
- pâncreas
- vesícula biliar
- fígado
- intestino
- rins
- mamas
- ovário

- endométrio
- tireoide
- próstata
- linfomas

Lista extensa! Dispensa comentários sobre a importância da adoção de hábitos de vida saudáveis, bem como a eliminação do excesso de peso.

HORA da AÇÃO

Chegamos a um dos momentos mais aguardados do livro! Depois de definir o sobrepeso e a obesidade e compreender como surgem, entendemos como avaliar essas condições e já sabemos dos riscos que elas trazem para o corpo, principalmente a longo prazo. Por isso, é preciso fazer algo. **É HORA DA AÇÃO**!

Aqui vamos comentar desde as medidas que você já pode adotar para melhorar seu estilo de vida, como dicas de alimentação e práticas de atividade física, até os procedimentos mais avançados, que requerem o auxílio de profissionais experientes na área, envolvendo o uso de suplementos e medicações quando necessário. E por fim daremos uma pincelada no que o futuro pode nos proporcionar nesta área!

Os benefícios da perda de peso moderada já têm alto poder de impacto na melhoria da saúde. Vejamos a seguir os benefícios esperados de acordo com o percentual de perda de peso:

- Perda de 0 a 5%
    - Melhora da hipertensão
    - Melhora da dislipidemia
- Perda de 5 a 10%
    - Melhora de incontinência urinária
    - Melhora da SOP
    - Melhora mais pronunciada da dislipidemia

- Melhora da asma
- Melhora da doença hepática gordurosa não alcoólica
- Prevenção do diabetes tipo 2
- Perda de 10 a 15%
  - Melhora da esteato-hepatite gordurosa não alcoólica
  - Melhora do refluxo gastroesofágico
  - Melhora da osteoartrite de joelho
  - Melhora da apneia obstrutiva do sono
- Perda >15%
  - Melhora mais acentuada da esteato-hepatite gordurosa não alcoólica
  - Melhora da insuficiência cardíaca com fração de ejeção preservada
  - Redução de doenças cardiovasculares
  - Redução da mortalidade cardiovascular
  - Remissão do diabetes tipo 2

Percebemos que perder peso já ajuda desde as menores quantidades de peso perdido. Vamos juntos mudar a história da sua vida em uma jornada buscando a saúde.

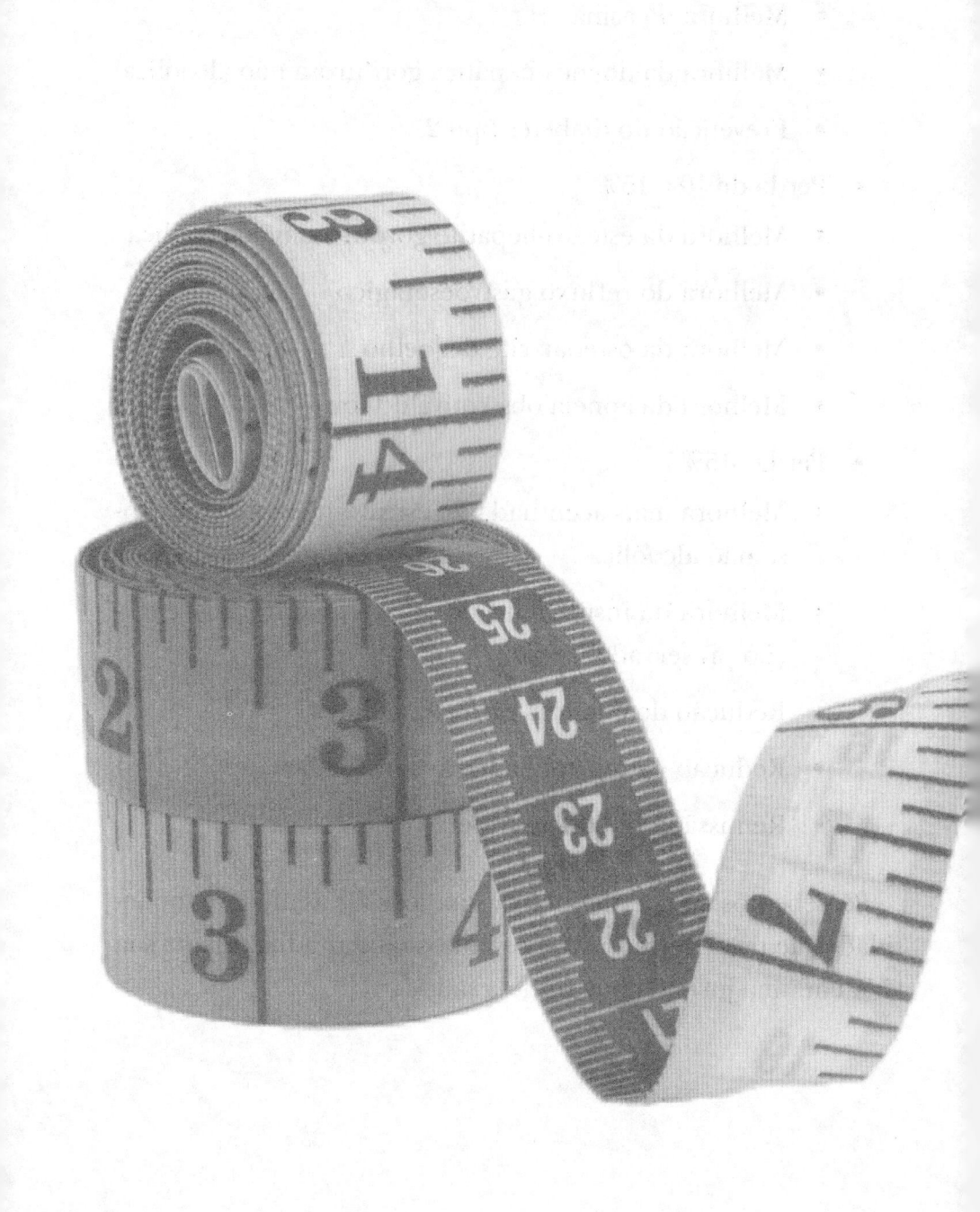

CAPÍTULO 5

Modificação do estilo de vida

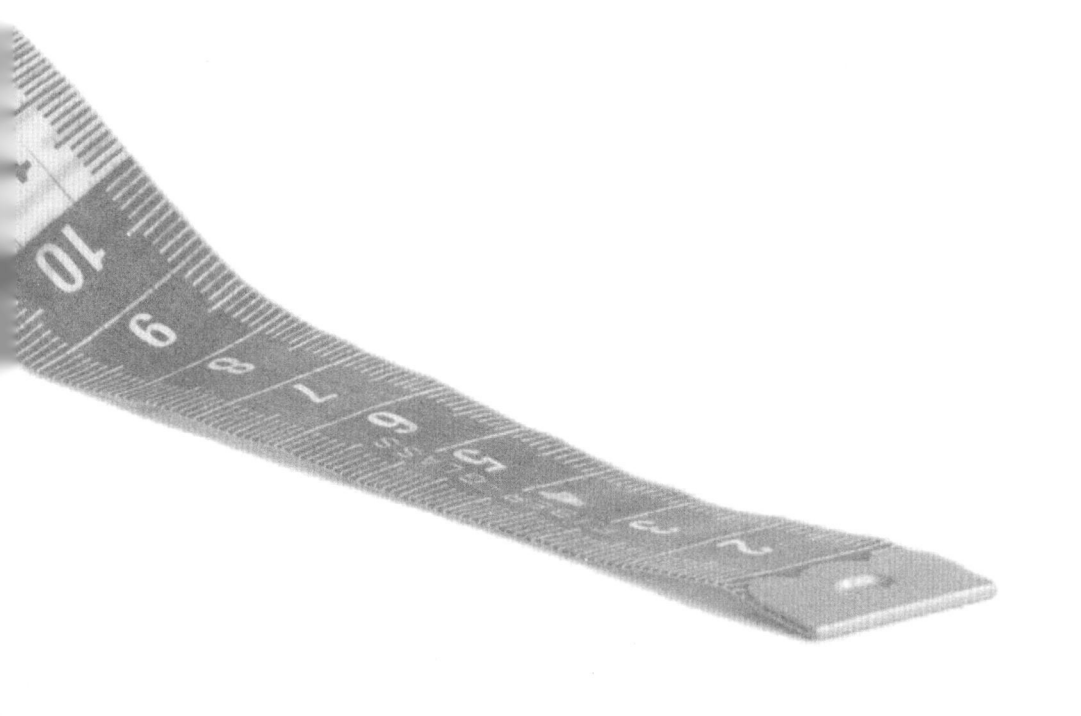

Modificação do
estilo de vida

Ao abordarmos a modificação do estilo de vida, estamos falando de um dos pilares mais importantes na sua jornada de busca pela saúde, não só para tratar ou prevenir o sobrepeso e a obesidade, mas também para buscar uma melhoria geral na sua qualidade de vida. Já vimos o quanto o excesso de peso é prejudicial para a saúde e ainda comentamos os benefícios da perda de peso. Agora vamos entender melhor como podemos mudar esse cenário e compreender os pormenores do que podemos fazer.

Essas modificações no estilo de vida envolvem uma série de fatores, como alimentação, atividade física, sono, controle do estresse, motivação, bem como os tratamentos medicamentosos e suplementações. Vamos abordar com mais detalhes cada um deles.

Sono

O sono desempenha um papel fundamental para o corpo, não somente para descansá-lo, mas também para regular o humor, o estresse, a imunidade, e para auxiliar na recuperação muscular, na fixação e consolidação de memórias e na produção hormonal! Um dos hormônios mais comentados, com relação com o sono, é a melatonina. Produzida na glândula pineal (cérebro), ela ajuda no ciclo circadiano (o relógio biológico do corpo).

O sono inadequado está associado com aumento de grelina e redução de leptina, a mistura hormonal perfeita para contribuir para o aumento do peso corporal. Sentimos na pele o quanto uma noite de sono maldormida impacta o nosso dia; ficamos mais irritados, cansados, sonolentos, parece até que o cérebro não responde. Mas, além disso, várias outras alterações bioquímicas, metabólicas e hormonais acontecem no corpo.

Antes de falarmos como melhorar o sono, de que forma sabemos se estamos tendo um sono bom ou ruim? O ideal para um adulto é dormir cerca 7 horas por noite, mas só o tempo não importa. Temos que entender como é o nosso perfil de sono, ou seja, se demoramos para pegar no sono, se ficamos acordando frequentemente à noite ou se nos sentimos cansados no dia seguinte.

Aqui vale uma ressalva importante Em geral, associamos o termo insônia apenas à dificuldade de pegar inicialmente no sono, mas não é bem assim. Há diversos tipos de insônia, e cada uma delas está relacionada a diferentes alterações no corpo, incluindo alterações bioquímicas. Um dos principais tipos de insônia é a dificuldade inicial de pegar no sono, é aquela em que nos deitamos às 21h e ficamos rolando na cama até 2h por exemplo. Outro padrão da insônia é quando dormimos rápido ao nos deitarmos na cama, mas ficamos acordando de hora em hora. E claro, a junção desses dois padrões de insônia é possível e acontece com relativa frequência.

Cada caso deve ser individualizado para entender qual o melhor tratamento específico, mas temos algumas medidas, chamadas de higiene do sono, que devem ser utilizadas por todos nós. São elas:

Modificação do estilo de vida

- Estipule uma rotina – tente dormir e acordar no mesmo horário.
- Evite o uso de aparelhos eletrônicos por ao menos uma hora antes de se deitar.
- Evite bebidas estimulantes (café, energético) e álcool próximo ao horário de se deitar.
- Evite comer alimentos gordurosos e "pesados" na janta.
- Evite comer e deitar-se logo em seguida.
- Pratique atividade física regular, de preferência longe do horário noturno.
- Atente à temperatura. Não deixe o quarto em temperaturas nem tão quente nem tão frias.
- Deixe o ambiente com o mínimo de luminosidade possível.
- Deixe o ambiente com o mínimo possível de ruídos.
- Evite tirar cochilos durante o dia – no começo será difícil quebrar esse ciclo, mas valerá a pena.

Estresse

Este é um tópico difícil! **Quem hoje em dia não se sente estressado?** Seja em casa, no trabalho, no trânsito ou em outras situações. Uma boa parte (se não todos) de nós passa por isso diariamente. Mas qual é a definição de estresse? Estresse é toda e qualquer situação que interfere no equilíbrio entre nosso corpo e o meio ambiente.

Um dos grandes problemas do estresse, principalmente quando excessivo, são as alterações hormonais provocadas por esta situação, além do estímulo da secreção de alguns hormônios, como glicocorticoides e catecolaminas. Dentro dos glicocorticoides podemos citar o cortisol, que já comentamos anteriormente como um dos hormônios que pode elevar a glicemia e a insulina, colaborando com o desenvolvimento do sobrepeso e da obesidade.

As catecolaminas são responsáveis pelo aumento da frequência cardíaca e da pressão. Ao passar por essas situações, é possível determinar que estas moléculas são causadoras dos sintomas de estresse que conhecemos bem (hipertensão, nervosismo, irritabilidade, cefaleia etc.).

Com o estresse, o cérebro fica inflamado e com um desequilíbrio das respostas normais do corpo. Para acalmar e "apagar esse fogo", nosso cérebro precisa buscar prazer no que ele faz, ao acionar o centro de recompensa do cérebro (sistema límbico e núcleo *accumbens*). As substâncias de maior ação sobre essas áreas são as drogas, por isso é tão comum ver alguém fumando um cigarro para "desestressar" ou tomando uma dose a mais de álcool. Nem todos utilizam cigarro e bebidas alcoólicas; outras substâncias, como fast food, doces e refrigerantes, atuam nas mesmas vias cerebrais, levando ao prazer.

Por isso, no fim de um dia complicado, quando estamos estressados, queremos "só" pedir uma pizza, tomar um refrigerante e ficar vendo um filme. Mais um motivo para o estresse prejudicar nosso peso.

Mas afinal, o que podemos fazer para auxiliar no controle do estresse? Aqui temos algumas coisas que podem nos ajudar, mas o essencial é: **mantenha o foco em você e faça coisas que te tragam prazer!**

- Meditar
- Fazer ioga
- Evitar os hábitos ruins, para não entrar em um círculo vicioso
- Praticar atividade física
- Dedicar um tempo do seu dia para seu lazer

Motivação

Um dos maiores preditores do sucesso no emagrecimento é a motivação pessoal. Você precisa estabelecer objetivos e estar motivado para poder correr atrás deles.

Quando decidimos perder peso e buscar ajuda para isso, sua motivação já está alta, seja por questão estética, por saúde, ou por qualquer outro motivo. Você está de **parabéns** em ter tomado a primeira ação para procurar sua melhor versão. É importante saber o que te motivou a buscar o tratamento, e usar isso como um forte motor para se manter firme em uma jornada desafiadora.

Você merece emagrecer

A motivação é um incentivo mental que nos faz agir, e é a razão de você estar fazendo acompanhamento e lendo este livro. A motivação vai muito além de alguém apenas dizer "coma menos" ou "faça mais atividade física", mas é algo que vem de dentro de nós! Uma dica muito legal é fazer uma lista com nossa motivação principal e com os benefícios que vamos ter ao atingir nossa meta, portanto faça uma atividade e preencha as perguntas a seguir:

- Qual o meu objetivo?

  _____

  _____

- Qual a minha motivação? Por que quero isso?

  _____

  _____

- Quais os benefícios vou ter ao alcançar minha meta?

  _____

  _____

Modificação do estilo de vida

- Quais são os maiores desafios nesse processo?

_____

_____

_____

_____

Exemplo:

1. **Qual o meu objetivo?**

    Perder peso.

2. **Qual a minha motivação? Por que quero isso?**

    Quero melhorar minha saúde e autoestima.

3. **Quais os benefícios vou ter ao alcançar minha meta?**

    Vou melhorar minha saúde para ver meus filhos crescerem.

    Vou diminuir a chance de ter várias doenças no futuro.

    Vou me olhar no espelho e me sentir bem.

4. **Quais são os maiores desafios nesse processo?**

    Ter que deixar de comer fast food todos os dias.

    Encontrar um tempo para praticar atividades físicas.

    Beber menos cerveja/vinho.

Com essa lista em mãos, podemos sempre retomá-la, ver o que nos motivou inicialmente e buscar um gás para continuar batalhando pelo nosso objetivo.

Deixarei algumas dicas práticas para ajudar na sua motivação:

- Tenha **comprometimento**! Foque todas as coisas boas que você irá alcançar ao atingir seu objetivo.

- **Priorize** sua saúde! Existem vários outros pensamentos na nossa cabeça ao mesmo tempo, trabalho, rotina estressante do dia a dia, filhos etc. Mas, nesse momento, cuidar de si tem que ser uma prioridade!

- Seja **realista**! Não adianta pular etapas e apressar o processo, devemos ser cautelosos e caminhar antes de correr. Sabemos que, no processo de emagrecimento, perder cerca de 0,5 kg a 1 kg ao mês já é um ótimo começo. Perdas de peso muito rápidas são geralmente acompanhadas por ganhos de peso muito rápidos.

- **Cuidado** com o que vemos na internet! Às vezes escutamos alguém na internet com alguma solução rápida e milagrosa. Por mais que seja tentador inicialmente, devemos tomar cuidado e verificar a veracidade das informações antes.

- Fique **ativo**! Praticar atividade física é um dos melhores presentes que você pode dar a si mesmo. Não importa qual a atividade escolhida, faça algo que você goste! Comece devagar e vá progredindo; com o tempo você perceberá os impactos da mudança de rotina.

- Coloque uma **meta** de peso realista e comece devagar. Por mais que a perda de peso possa ser sofrida e parecer lenta, lembre-se de que este é o melhor caminho! Comece com uma meta de, por exemplo, perder 2 kg. Ao atingir essa meta, vamos provar para nós mesmos que somos

Modificação do estilo de vida

capazes e então estabeleceremos outra meta, como perder 5 kg desde o início do tratamento. As metas são sempre ajustáveis e estão ali para ajudar!

Tenha sempre dois tipos de objetivos, os de melhoria e os de resultado. Os objetivos de melhoria são uma espécie de caminho para alcançar os objetivos de resultado. A seguir, um exemplo.

- Objetivo de melhoria:
    - Fazer atividade física mais vezes
    - Comer menos fast foods durante a semana
    - Consumir mais verduras e frutas
- Objetivo de resultado:
    - Perder 2 kg em 2 meses

Abaixo temos outras dicas fundamentais para conseguir deixar nossos objetivos mais práticos e alcançáveis:

- **Documente** tudo! Escreva todos os seus objetivos e meios para alcançá-los. Confira-os com frequência, assim vamos lembrar constantemente o que estamos buscando.
- Seja **específico**! Escreva exatamente o que queremos, quanto queremos e em quanto tempo queremos. Planeje vários pequenos objetivos para alcançar o objetivo maior. Exemplo:
    - Quero perder 1 kg no meu primeiro mês de tratamento
    - Quer perder 5 kg até o fim do ano

- Tenha objetivos **mensuráveis**! Assim vamos conseguir mais facilmente identificar se conseguimos ou não alcançar nosso objetivo. O exemplo anterior sobre o peso serve aqui, e outras hipóteses são:
  - Vou fazer 30 minutos de caminhada 4 vezes na semana
  - Vou comer fast food apenas 1 vez na semana

Com uma ajuda adequada de um profissional, as métricas vão ficando mais fáceis de serem acompanhadas, além de ser um constante processo de motivação, por isso é importante o acompanhamento regular e pouco espaçado nos pacientes que buscam o emagrecimento.

Alimentação

Os alimentos dividem-se em três principais grupos de macronutrientes. São eles os carboidratos, as proteínas e as gorduras. No início do estudo da obesidade, com todas as teorias indicando um desbalanço calórico e o problema sendo o acúmulo de gordura, um político estadunidense teve uma ideia! Se estamos aumentando a gordura do corpo, é porque estamos consumindo mais gordura, um pensamento a princípio coerente. Daí surgiu a principal orientação alimentar que vemos até hoje: consuma menos gordura! O problema foi que, ao reduzir as gorduras, aumentamos os carboidratos.

Os objetivos nutricionais propostos naquela época seguem em vigência até hoje, com uma divisão de macronutrientes

Modificação do estilo de vida

da seguinte forma: carboidratos compondo entre 55% e 60% da nossa alimentação; gordura, no máximo 30%; proteínas, o restante.

Entre 1976 e 1996 tivemos uma boa adesão da população estadunidense a essa cultura. O percentual do consumo de gordura caiu de 45% para 35%, e o consumo de carboidratos aumentou. Como consequência, a ingestão de proteína reduziu em 13%. Porém, os resultados na taxa de obesidade não foram positivos.

Um grande mito é acreditar na frase "uma caloria é igual a uma caloria". Por exemplo, a resposta metabólica para calorias provenientes do azeite é diferente da resposta causada pelo açúcar ou outras substâncias. Assumir que essa frase é verdadeira é tão errado quanto falar que "um cachorro é igual a um cachorro". Afinal, há diversas raças de cachorro, diferentes cores de pelagem, personalidades, entre outras variadas características. A mesma coisa ocorre com a caloria, portanto saibamos diferenciá-las.

Mas para começar: **o que é uma caloria?**

Caloria é uma unidade de energia, as quantidades de calorias expressas em um alimento correspondem à quantidade de "calor" gerado por aquele alimento. Podemos simplificar dizendo que é a quantidade energética que aquele alimento vai trazer ao nosso organismo. Como citado anteriormente, existem três principais tipos de nutrientes que fornecem mais calorias ao corpo, chamamos estes de macronutrientes. São eles: carboidratos, gorduras e proteínas. Esta diferenciação é extremamente importante uma vez que a quantidade e a qualidade de calorias provenientes de cada um destes tipos de alimentos são diferentes. Vamos falar um pouco mais sobre estes grupos alimentares.

Carboidratos

Os carboidratos são basicamente os açúcares. Ao ingerir 1 grama de carboidrato, estamos consumindo 4 kcal.

Como alimentos ricos em carboidratos, podemos citar o mel, batata, pasta, arroz, mas também as frutas.

Gorduras/Lipídeos

As gorduras podem estar presentes de várias formas na alimentação, as mais comuns são o azeite e o óleo. Mas também são encontradas "escondidas" em outros alimentos, como na carne, no peixe, no abacate, além de castanhas e nozes.

Ao ingerir 1 grama de gordura, acrescentamos à alimentação 9 kcal.

Proteínas

As proteínas desempenham diversas funções, sendo um dos nutrientes mais importantes para o organismo e a alimentação. Elas fazem parte na construção e reparação de estruturas celulares, participam da produção de hormônios, carregam outros nutrientes até nossas células, além de regularem diversos outros processos.

Ao ingerir 1 grama de proteína, consumimos 4 kcal, a mesma quantidade de caloria por grama do que os carboidratos.

Modificação do estilo de vida

Um adendo relevante a ser feito é o de que as calorias por si só não definem o ganho ou a perda de peso, a saciedade, nem nos fazem parar de comer. Há muitos outros detalhes no meio deste processo complexo.

Outro conceito importante é o de densidade calórica, que diz respeito à quantidade de alimento por caloria. Por exemplo, cinco pequenas unidades de chocolate têm em média 120 kcal, a mesma quantidade de caloria de 300 g de cenoura! Seria difícil comer 300 g de cenoura, provavelmente nos sentiríamos satisfeitos antes. Porém, cinco gomos de chocolate parecem imperceptíveis! Reside aí o grande perigo de alimentos com alta densidade calórica.

Um grande problema da nossa alimentação é o fato de não nos darmos conta de quanto estamos comendo, e por vezes nem do tipo de alimento. Isso ocorre por comermos sem prestar atenção na comida, preocupados com o trabalho, a televisão, o celular ou outros distratores. Por isso a recomendação é: ao se alimentar, foque a comida e esqueça todo o resto ao seu redor. Mastigue bem. Preste atenção no que está comendo e nas quantidades. Às vezes achamos que comemos pouco, mas isso só se dá pelo fato de o nosso cérebro não ter se dado conta do processamento da informação.

Faça a seguinte atividade! Abaixo temos o chamado recordatório alimentar, em que vamos registrando tudo que comemos. O melhor é realizar ao longo de uma semana inteira, pois assim avaliamos o padrão, a preferência e o comportamento alimentar.

Você merece emagrecer

SEGUNDA-FEIRA

CAFÉ DA MANHÃ
_____
_____
_____

LANCHE DA MANHÃ
_____
_____
_____

ALMOÇO
_____
_____
_____

LANCHE DA TARDE
_____
_____
_____

JANTAR
_____
_____
_____

LANCHE DA NOITE
_____
_____
_____

Modificação do estilo de vida

TERÇA-FEIRA

CAFÉ DA MANHÃ

LANCHE DA MANHÃ

ALMOÇO

LANCHE DA TARDE

JANTAR

LANCHE DA NOITE

QUARTA-FEIRA

CAFÉ DA MANHÃ

_____
_____
_____

LANCHE DA MANHÃ

_____
_____

ALMOÇO

_____
_____
_____

LANCHE DA TARDE

_____
_____

JANTAR

_____
_____
_____

LANCHE DA NOITE

_____
_____

Modificação do estilo de vida

QUINTA-FEIRA

CAFÉ DA MANHÃ

LANCHE DA MANHÃ

ALMOÇO

LANCHE DA TARDE

JANTAR

LANCHE DA NOITE

Você merece emagrecer

SEXTA-FEIRA

CAFÉ DA MANHÃ

LANCHE DA MANHÃ

ALMOÇO

LANCHE DA TARDE

JANTAR

LANCHE DA NOITE

Modificação do estilo de vida

SÁBADO

CAFÉ DA MANHÃ

LANCHE DA MANHÃ

ALMOÇO

LANCHE DA TARDE

JANTAR

LANCHE DA NOITE

Você merece emagrecer

DOMINGO
CAFÉ DA MANHÃ

LANCHE DA MANHÃ

ALMOÇO

LANCHE DA TARDE

JANTAR

LANCHE DA NOITE

Modificação do estilo de vida

Segue um breve exemplo de como preencher:

SEGUNDA-FEIRA
CAFÉ DA MANHÃ – 6h
2 ovos mexidos
1 café pequeno com 1 colher de açúcar
2 torradas com manteiga
LANCHE DA MANHÃ – 10h
1 banana
1 punhado de castanhas
ALMOÇO – 13h
Salada à vontade
2 colheres de arroz
2 pedaços de frango grelhado
1 barra pequena de chocolate
LANCHE DA TARDE – 15h30
1 maçã
JANTAR – 19h
Salada à vontade
1 lanche de fast food
LANCHE DA NOITE
----- (nada)

Com este recordatório vamos de fato entender como está se dando nosso padrão alimentar, focaremos nossa atenção a isto! **Não é nossa culpa**, mas a correria do dia a dia costuma ser tão grande, que estes detalhes passam despercebidos, fogem da nossa memória porque nossa atenção não está neles. A simples prática de registrar o que comemos já começa a trazer nossa atenção para o ato de se alimentar. A partir do momento que entendemos e percebemos o que ingerimos, fazer ajustes na alimentação e regular o peso fica mais fácil e compreensível. Por diversas vezes o nosso corpo nos sabota e nos faz achar que estamos comendo pouco, mas, ao preenchermos o recordatório, entendemos a real situação.

Outra atividade prática importante é a pesagem três vezes na semana: uma na segunda-feira, outra na sexta-feira e por fim no domingo. O que buscamos nessa atividade é visualizar o quanto uma alimentação errada no fim de semana pode impactar nosso peso e nosso processo de emagrecimento. Habitualmente consumimos alimentos de "pior" qualidade aos fins de semana, citamos aqui os lanches, pizzas, fast food de uma maneira geral. Além, claro, de refrigerantes e álcool. Faça essa pesagem por quatro semanas, anote os resultados abaixo e perceba o padrão.

	Peso na segunda-feira	Peso na sexta-feira	Peso no domingo
Semana 1			
Semana 2			
Semana 3			
Semana 4			

Quando fazemos esta atividade, podemos perceber que o peso perdido entre segunda e sexta-feira geralmente é recuperado até o domingo, mostrando um alerta de que nossa alimentação no fim de semana está interferindo negativamente nos nossos resultados. Quando este é o caso, devemos nos atentar e tentar manter mais o foco na melhora e correção de erros alimentares nesses dias.

Como vimos, existem grandes grupos de macronutrientes, e sua importância para o processo de perda de peso é fundamental. Um personal trainer conduziu um estudo por 21 dias, onde sua alimentação somava 5.794 calorias por dia, distribuída da seguinte forma: 10% carboidratos, 53% gordura e 37% proteína. O ganho de peso esperado para ele (baseando-se em quantidade de calorias) neste período era de 7,3 kg. Mas o ganho de peso obtido foi de apenas 1,3 kg. Será que ele não era uma daquelas pessoas com a genética favorecida? E, para provar que não, que ele era apenas uma pessoa normal, ele modificou novamente seu plano alimentar, agora com 5.793 calorias (praticamente igual), mas alterou a distribuição dos macronutrientes, agora seguindo a base alimentar de um cidadão americano: 64% carboidratos, 22% gorduras e 14% proteína. Dessa vez, o ganho de peso esperado e o ganho de peso real ficaram próximos! Cerca de 7,1 kg. Isso prova que o problema não é somente a quantidade de calorias, mas qual o tipo de caloria ingerida.

Sabemos a quantidade de calorias que entra em nosso corpo, afinal é a somatória de tudo que estamos ingerindo. Mas e quanto estamos gastando? Temos como saber?

A resposta é sim! Temos como saber a quantidade de calorias gastas. Nosso gasto energético total se dá pela somatória da nossa taxa metabólica basal, efeito termogênico dos alimentos, atividades diárias, atividade física e consumo de oxigênio após atividade física.

A taxa metabólica basal é definida pela quantidade de calorias que nosso corpo precisa apenas para se manter vivo, em repouso. Conseguimos obter esse valor ao realizar um método de avaliação corporal, como a bioimpedância, por exemplo, e com base em fórmulas matemáticas conseguimos saber quantas calorias gastamos apenas para ficarmos vivos. É possível incrementar a taxa metabólica basal ao aumentar a quantidade de tecido muscular em nosso corpo, veremos isso adiante!

Para explicar o efeito termogênico dos alimentos, é preciso dizer que a digestão depende do gasto calórico do corpo nesse processo. Diferentes tipos de alimentos precisam de diferentes quantidades de calorias para serem digeridos. Por exemplo, as proteínas precisam de cerca de 25%, ao passo que carboidratos requerem 4% apenas. Pense nesse mecanismo como algo semelhante ao *cashback*. Pagamos por um produto, e parte desse dinheiro volta para nós. Na alimentação funciona da mesma forma: parte das calorias que comemos são utilizadas para queimar aquele mesmo alimento.

Ao mencionar as atividades diárias, referimo-nos ao que fazemos no dia a dia: andamos entre um cômodo e o outro, trabalhamos, tomamos banho, damos risada, conversamos etc. Tudo o que fazemos ao longo do nosso dia gasta calorias. Então aquela caminhada a mais que podemos fazer para ir ao trabalho ou ao mercado já influencia a conta no fim do dia.

Atividade física é a prática de exercícios que fazemos com o objetivo de melhorar a saúde, é tempo dedicado para nós. As primeiras coisas que vem à mente da maioria ao pensar em atividade física são musculação e caminhada. Mas não são somente estas modalidades existentes. Futebol, basquete, ioga e todos os outros esportes se enquadram na modalidade de atividade física. O gasto calórico corresponde ao tempo de prática do exercício, bem como à intensidade do exercício praticado.

Modificação do estilo de vida

O consumo de oxigênio após atividade física é um tópico interessante! Nosso corpo consome oxigênio por meio da respiração quando praticamos atividade física, e de certa forma precisamos repor esse oxigênio quando acabamos o exercício. Estudos mostram que nosso corpo continua queimando calorias para repor os estoques de oxigênio até mesmo 18 horas após terminar a prática da atividade física! Então, mesmo depois que acabamos o exercício e já estamos em casa, continuamos queimando calorias.

Falando dessa forma, até parece ser fácil perder peso. Afinal, seria só questão de comer menos e fazer mais atividade física. Por muitos anos essa foi a verdade que guiou diversas condutas dentro do tratamento de obesidade. Mas hoje em dia temos diversos outros fatores envolvidos nesse processo. As calorias são importantes no processo de perda de peso, mas, como já vimos, não conseguimos bons resultados atuando somente sobre a vertente das calorias, diminuindo seu consumo e aumentando o quanto gastamos. Essa estratégia precisa de ajuda!

O acompanhamento nutricional pode ser um grande aliado não só para elaborar um cardápio, mas também para estimular bons hábitos alimentares. Devemos sempre individualizar cada caso, mas, de uma maneira simplificada, alimentos calóricos, gordurosos e ricos em açúcar tendem a ser mais atrativos, como lanches, pizzas, fast food, bolos. Por isso é preferível reduzir aquelas comidas tentadoras. Por outro lado, um macronutriente que, fora algumas exceções, deve ter seu consumo aumentado são as proteínas, e aqui estamos falando de carne, peixe, frango, ovo e algumas opções vegetarianas (feijão, ervilha, grão-de-bico).

Refrigerantes

Aqui encontramos um dos grandes vilões no processo de emagrecimento! Os refrigerantes atuam no sistema de recompensa, proporcionando prazer e por isso viciando. **Eles são uma bomba calórica**, e o pior, uma bomba líquida, que colocamos para dentro do corpo de uma maneira fácil, rápida e em grandes quantidades.

Um estudo interessante, conduzido em 107 países, analisando mais de 400 mil adolescentes e cruzando os dados de consumo de refrigerante e a prevalência de sobrepeso e obesidade, confirmou o esperado: o consumo de ao menos uma lata de refrigerante ao dia já foi associado aos adolescentes que se apresentaram com sobrepeso e obesidade.

Mas, se você acha que o problema do refrigerante é "apenas" o alto número de calorias, você está enganado. Mesmo em refrigerantes contendo zero caloria, temos adoçantes adicionados, que aumentam a vontade de doce e o desejo de comidas mais calóricas (fast food) Estudos em animais mostraram que o consumo de aspartame (um tipo de adoçante) foi capaz de danificar a área cerebral responsável por mandar o estímulo de saciedade. Ou seja, comemos sem parar, pois estamos sem freios! Estudos em humanos também já foram capazes de provar a associação entre refrigerantes zero caloria, e excesso de peso.

Outro problema dos refrigerantes zero ou "normais" é a associação com diversas outras doenças cardiovasculares, renais e, principalmente, oncológicas (câncer).

Modificação do estilo de vida

O ideal seria o consumo de água, de preferência sem gás. Alguns estudos, ainda não muito conclusivos, fizeram uma possível associação do consumo de bebidas carbonadas (incluindo a água com gás) com o excesso de peso, mas, novamente, este último ainda sem grande comprovação científica.

Álcool

O álcool é um outro grande vilão quando falamos em emagrecimento. Assim como comentamos o quanto 1 g dos macronutrientes fornece de energia para o nosso corpo, 1 g de etanol (medida padronizada da molécula do álcool) fornece 7 kcal. Perceba que é até maior do que a do carboidrato (muitas vezes considerado o vilão).

Segue a quantidade de calorias aproximadas em cada tipo de bebida alcoólica:

- 1 lata de cerveja – 350 ml – em média 150 kcal
- 1 dose de gim – 30 ml – em média 60 kcal
- 1 dose de tequila – 50 ml – em média 110 kcal
- 1 dose de whisky – 50 ml – em média 120 kcal
- 1 dose de vodca – 50 ml – em média 120 kcal
- 1 taça de vinho – 125 ml – em média 110 kcal

O grande problema é que por vezes o consumo não se limita a apenas uma lata de cerveja. A depender da pessoa e da ocasião, pode-se consumir 6 latas, por exemplo, ou seja, 900 kcal (para comparação, cito um lanche clássico de uma grande empresa de fast food, de 500 kcal).

Quando falamos de destilado, por vezes não os consumimos puros, fazemos algum "drink", geralmente utilizando mais de uma dose. A gim-tônica, por exemplo, contém habitualmente duas doses de gim, logo temos 120 kcal somente de gim! Uma caipirinha de limão com vodca e açúcar contém cerca de 310 kcal.

Se não bastasse isso, as calorias do álcool são só a ponta do iceberg. O álcool pode lentificar o metabolismo, aumentar o apetite e estimular centros relacionados ao prazer no cérebro, aguçando o apetite por comidas prazerosas (que na maioria são altamente calóricas e ricas em gordura).

Podemos também citar o efeito inflamatório do álcool, que desestabiliza células no intestino, alterando a permeabilidade intestinal, uma situação chamada *leaky-gut*. Com o intestino inflamado, há maior produção de moléculas inflamatórias como os LPS (lipopolissacarídeo) e "expansão" desta inflamação para o corpo inteiro, principalmente para o cérebro. Um cérebro inflamado é o que menos queremos para nossa saúde de uma maneira geral.

Tanto o álcool quanto o refrigerante, os doces, os fast foods etc. atuam no sistema de recompensa do nosso cérebro. E são considerados vícios, assim como as drogas, que atuam nesses mesmos receptores citados. Vícios são ruins, temos que lutar contra eles para alcançar uma vida mais saudável!

Modificação do estilo de vida

Atividade física

Todos nós sempre escutamos o quanto é importante praticar atividade física, e de fato é! Mas precisamos deixar claro que não é a prática de atividade física de maneira isolada que vai fazer com que consigamos gastar calorias a mais de maneira suficiente para perdermos peso.

A prova disso é que no Reino Unido, no período entre 1997 e 2008, a prática de atividade física aumentou cerca de 7% entre homens e 8% entre mulheres. Mas os níveis de obesidade não se alteraram neste período.

Ao praticar atividade física, aumentamos o gasto calórico daquele dia, muito embora o consumo de calorias não seja significativo para contribuir para a perda de peso. Os maiores benefícios da atividade física para a perda de peso se baseiam no aumento da massa muscular, que por si só consegue aumentar um pouco a taxa metabólica basal. Outro importante fator do sucesso da prática de atividade física na perda de peso é a constância. Ao fazer do exercício uma rotina, estamos sempre gastando algumas calorias a mais, aumentando nossa taxa de metabolismo basal e obtendo outros diversos benefícios que citarei adiante.

Praticar atividade física é um dos pilares da fase ativa de perda de peso, mas mais do que isso: ela é de fundamental importância para a manutenção do peso perdido. Conforme comentado anteriormente, quando perdemos peso, nosso instinto primitivo entende como se estivéssemos passando por uma fase de sofrimento e ativa mecanismos compensatórios para fazer com que ganhemos peso novamente. Esse é um dos principais pontos do famoso efeito sanfona, e é esse o motivo pelo qual muitas pessoas perdem peso e em seguida ganham todo o peso rapidamente. Por isso é importante um acompanhamento no processo de emagrecimento, não apenas na fase ativa da perda de peso, mas também na fase de manutenção, para que o corpo entenda que o novo peso veio para ficar e para que ele regule o *set-point* (termostato) de peso.

A atividade física é **um importante aliado para a saúde em geral,** atuando não exclusivamente na regulação do peso corporal, mas também em várias outras áreas, como:

- Saúde mental – ansiedade/depressão
- Melhora do sono
- Melhora da pressão arterial
- Fortalecimento do sistema imunológico
- Diminuição da mortalidade por doenças crônicas
- Melhora de força, equilíbrio e flexibilidade
- Prevenção da sarcopenia
- Prevenção da osteoporose

Como falado anteriormente, caminhada e musculação são as ações mais comuns quando pensamos em praticar alguma atividade física para ajudar a perder peso. Provavelmente são as mais comentadas e praticadas. Mas não são as únicas existentes.

Todos os esportes servem como atividade física, seja ele o basquete, o futebol, a dança ou até mesmo o ioga. Precisamos

Modificação do estilo de vida

ver qual tipo de atividade física nos agrada mais e qual deles se encaixa melhor em nossa tão conturbada rotina.

A melhor atividade física existe! Ela é aquela que conseguimos praticar com prazer. De nada adianta nos forçarmos a ir para uma academia de musculação. Se gostamos de futebol, por exemplo, jogue futebol! Tenho certeza de que você vai aproveitar todos os benefícios da prática de atividades físicas, e ficará muito mais fácil transformar esta atividade em rotina.

O cenário ideal, e de certa forma utópico, para pacientes que buscam uma melhor qualidade de vida e perda de peso é a prática de atividades aeróbicas (caminhada, bicicleta, corrida) associada a exercícios resistidos (musculação).

A orientação é praticar atividades aeróbicas, de moderada a alta intensidade, ao menos 4 vezes na semana, somando mais de 300 minutos. O ideal para os exercícios resistidos é a prática de moderada a alta intensidade, ao menos 2 vezes na semana, somando 100 minutos por semana.

A OMS recomenda a prática de 150 a 300 minutos por semana de atividade física de moderada intensidade para todos os adultos, além de cerca de 60 minutos por dia para crianças e adolescentes.

Sabemos que é muito difícil chegarmos a estes níveis de atividade física, por isso reitero: qualquer que seja o grau de exercícios que consigamos praticar ajudará muito o nosso corpo. Precisamos persistir! De pouco em pouco conseguiremos alcançar os nossos objetivos! Não espere resultados da noite para o dia, mas trabalhe duro, **persista**, e em breve você verá os resultados!

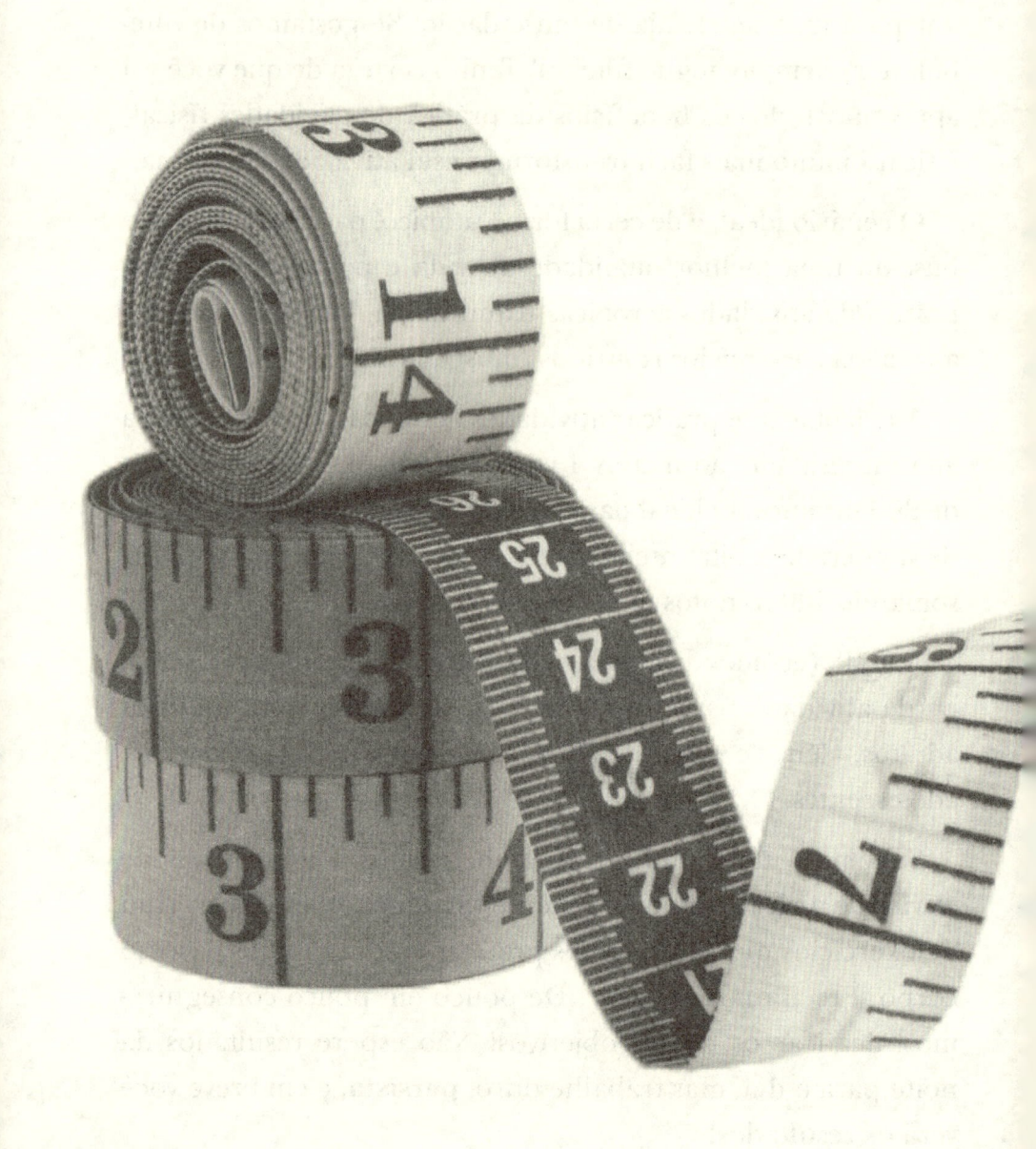

CAPÍTULO 6

Medicamentos

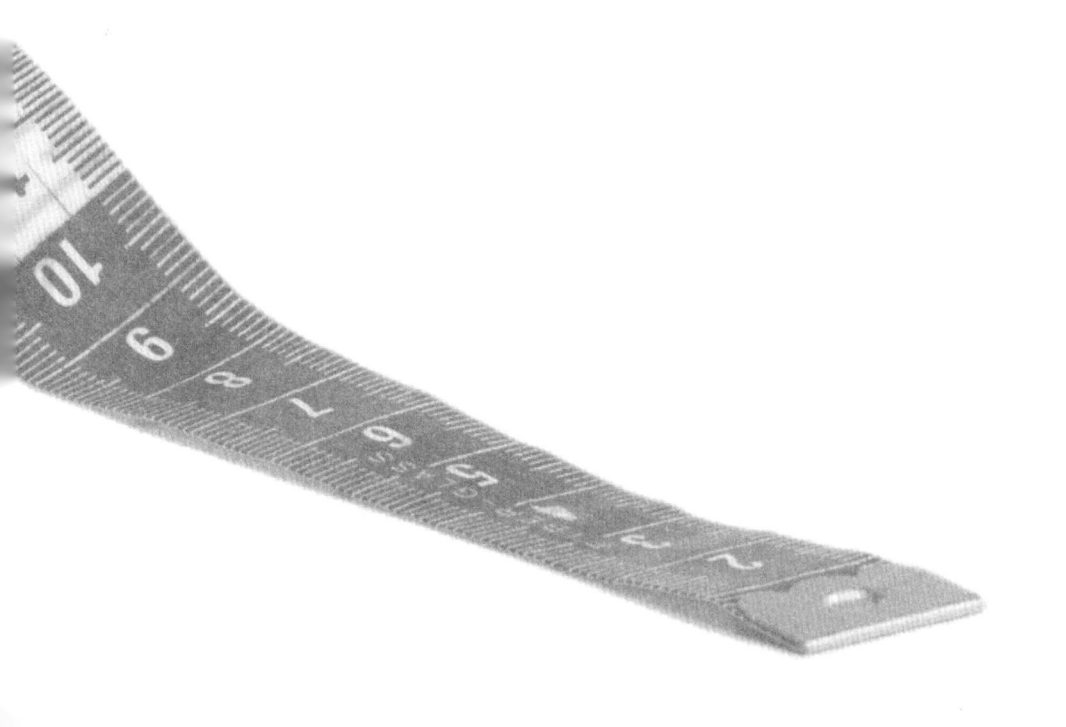

Com o expressivo e veloz aumento das taxas de obesidade, atualmente a medicina e a indústria farmacêutica buscam controlar a situação com o desenvolvimento de novas medicações que auxiliam na perda de peso. A seguir, listarei os medicamentos já existentes no mercado e com comprovação cientifica no auxílio ao tratamento da obesidade.

Percebam que muitos deles já eram utilizados para tratamento de hipertensão, dislipidemias (alterações no colesterol) e diabetes, que são algumas das comorbidades já vistas e que, sabemos, estão muito associadas à obesidade.

Um conceito muito importante que gosto sempre de ressaltar é a sinergia. **Sinergia** é a junção de medicamentos e/ou suplementos que se complementam e se potencializam. Nestes casos, 1+1 está sendo maior do que 2, potencializando mais ainda os efeitos dos resultados. Nem todos podem ser usados desta forma. Procure sempre a ajuda de um profissional de saúde para auxiliar no tratamento e acompanhamento.

Orlistate

O orlistate é uma boa medicação para auxiliar a perda de peso. Ele atua impedindo a absorção de parte das gorduras ingeridas na alimentação.

Esse fármaco bloqueia a ação de duas principais enzimas relacionadas à digestão de gorduras, à lipase gástrica e à lipase pancreática. Isso faz com que um terço de toda gordura alimentar deixe de ser absorvida, e passe a ser eliminada pelas fezes. Essa quantidade de gordura não absorvida não se transforma em caloria no corpo.

Essa medicação não atua controlando a fome/saciedade, mas sim leva a um déficit calórico parcial, e este é o mecanismo responsável pela perda de peso.

Essa medicação, quando usada na dose habitual e em conjunto com más práticas alimentares, costuma levar a alguns efeitos colaterais, como por exemplo, urgência fecal (vontade incontrolável de evacuar), flatulência (excesso de gases) e fezes gordurosas. Todos esses efeitos são relacionados com a quantidade de gordura na alimentação; portanto, reduzindo isso, conseguimos nos livrar de boa parte desses efeitos indesejados.

A dose habitual é de 120 mg, junto com as refeições, podendo ser usado até 3 vezes ao dia. Geralmente iniciamos com doses menores e progredimos conforme tolerância do paciente.

Metformina

A metformina, comercializada com o nome de Glifage, é uma medicação antiga e extensamente estudada. Seu uso clássico se dá em pacientes com diabetes.

Ela atua sensibilizando as moléculas de insulina no músculo e no fígado, ajudando a reduzir os níveis de glicemia no sangue. Além disso, diversos estudos mostram que ela pode auxiliar a perda de peso, e está sendo estudada como um medicamento antienvelhecimento.

Embora não muito frequente, pode causar alguns efeitos colaterais, como irritação gástrica e flatulência. Sua dose pode variar de 500 mg até 2.000 mg por dia.

Inibidores da SGLT-2

Há diversos medicamentos desta categoria; os mais conhecidos e utilizados são: dapaglifozina (Forxiga/Xigduo), empaglifozina (Jardiance) e canaglifozina (Invokana).

Os medicamentos da classe inibidores de SGLT-2 também são de modo geral utilizados em pacientes com diabetes, mas diversos estudos mostram grandes benefícios do seu uso, em especial como cardioprotetor, além do seu auxílio na perda de peso.

Eles atuam inibindo os receptores SGLT-2 que ficam localizados no rim e são responsáveis pela reabsorção de glicose. Quando eles estão inibidos, ou seja, quando estamos em uso das medicações, aumentamos a eliminação de glicose pela urina. Podemos eliminar até 100 g de glicose por dia, isso equivale a cerca de 400 calorias extras não absorvidas pelo nosso corpo.

Além desse efeito, alguns estudos mais recentes mostraram que o uso destas medicações pode aumentar a betaoxidação de células de gordura, facilitando que sejam "queimadas".

Devemos cuidar do nosso sistema imunológico ao utilizar essas medicações. Uma vez que estamos eliminando mais açúcar pela urina, ela se transforma em um meio mais propício para a proliferação de bactérias, aumentando a chance de infecção urinária. Boa higiene, consumo adequado de líquidos e manutenção da imunidade forte ajuda a prevenir esta possível complicação.

A dapaglifozina tem a dose habitual de 10 mg/dia, a empaglifozina 25 mg/dia e a canaglifozina 300 mg/dia.

Sibutramina

A sibutramina é vendida com o nome comercial de Reductil, Plenty. Ela age no sistema nervoso central, mais especificamente na fenda pré-sináptica, inibindo majoritariamente a recaptação de norepinefrina e serotonina (dois neurotransmissores), por isso sua principal ação é inibir o centro da fome no hipotálamo.

Em menor quantidade, ela também é capaz de estimular a termogênese por meio de receptores MCR4 e beta-adrenérgicos na periferia.

Não é a primeira escolha para pacientes que apresentem doenças coronarianas (como infarto, angina e placas de ateromatose), hipertensão não controlada e gestantes. Devemos sempre nos atentar a possíveis efeitos colaterais desta medicação, como boca seca, constipação (intestino preso), taquicardia (aumento dos batimentos cardíacos), insônia e elevação da pressão arterial.

Sua dose usual é de 10 mg por dia, mas podemos chegar até a dose de 15 mg ao dia.

Lisdexanfetamina

Mais conhecida como Venvanse, esta é uma medicação muito comentada ultimamente. Trata-se de uma molécula derivada de anfetaminas que atua estimulando o sistema nervoso central. Seu principal uso é em pacientes que tenham o diagnóstico de transtorno do déficit de atenção e hiperatividade (TDAH).

No tratamento da obesidade ela tem uma indicação muito específica, sendo recomendada para pacientes que apresentem transtorno da compulsão alimentar periódica (TCAP), que são os que comem uma quantidade extremamente elevada de calorias em um curto período. Também está associada a outras características específicas, necessitando de um diagnóstico médico preciso.

Por ser uma medicação estimulante do cérebro, apresenta alguns sintomas colaterais, como agitação psicomotora, sintomas psicóticos e agressividade. Ela deve ser usada com extrema cautela em pacientes bipolares, uma vez que pode desencadear episódios maníacos, e deve ser utilizada com cautela também em pacientes com histórico de crise convulsiva.

Geralmente iniciamos com dose baixa, 30 mg, e podemos aumentar progressivamente até a dose de 70 mg.

Devemos dar preferências a outras medicações quando o paciente em questão tiver problemas cardíacos, pressão alta não controlada, hipertireoidismo e glaucoma.

Bupropiona + Naltrexone

O Contrave é o nome comercial da associação de duas medicações, a bupropiona e o naltrexone. Cada uma delas, usada isoladamente, não promove de maneira significativa a perda de peso, e tem suas indicações específicas.

A bupropiona é classicamente um antidepressivo atípico, inibindo a recaptação de noradrenalina e dopamina no cérebro, além de desempenhar um papel importante em pacientes que buscam interromper o tabagismo.

Já o naltrexone é um inibidor de receptores opioides (Mi e Kappa) no cérebro, sendo comumente utilizado para tratamento de desordens adictivas, como alcoolismo e tabagismo.

A associação dessas duas medicações tem um efeito sinérgico na regulação do apetite e no controle do peso corporal. É uma boa opção para pacientes com perfil beliscador, ou seja, que comem um pouquinho o dia inteiro, ou em períodos específicos associados à ansiedade (por exemplo, beliscar tudo o que vê pela frente quando chega do trabalho).

Os efeitos adversos que podem se apresentar são: insônia, constipação, náuseas e por vezes aumento da pressão arterial. Devemos evitar usá-la em pacientes que já tenham epilepsia ou tenham alguma outra anormalidade no sistema nervoso central.

Em pacientes que usam antidepressivos, antipsicóticos ou tenham a pressão alta não controlada, devemos usar com mais cautela e com um acompanhamento médico mais próximo.

Em farmácias, o Contrave apresenta-se em cápsulas de 90 mg + 8 mg, começamos com um comprimido ao dia e vamos progredindo conforme resposta individual do paciente. Quando manipulamos estas medicações, conseguimos titular a quantidade de forma mais precisa e minuciosa, iniciando em doses mais baixas para reduzir a probabilidade da ocorrência de efeitos colaterais. Podemos chegar à dose máxima de 360 mg + 32 mg ao dia.

Análogos do GLP-1

Os análogos de GLP-1 são as medicações mais populares e mais recentes! Tenho certeza de que todos vocês já ouviram falar das canetas utilizadas para emagrecer, como o Ozempic e o Saxenda.

Esses medicamentos mimetizam o efeito do GLP-1, uma molécula existente no corpo, responsável por estimular a saciedade. Ela também atua reduzindo o esvaziamento gástrico e aumentando a produção de insulina, tudo com o objetivo de sinalizar ao corpo que estamos satisfeitos.

Também foram medicamentos desenvolvidos inicialmente para o tratamento do diabetes, e descobriu-se o efeito importante na perda de peso. Há duas principais moléculas análogas de GLP-1, a liraglutida (Saxenda) e a semaglutida (Ozempic).

A liraglutida tem um efeito de menor duração, necessitando de aplicações diárias. É utilizada com doses iniciais de 0,6 mg por dia, podendo-se progredir semanalmente. É uma das medicações aprovadas para o tratamento do sobrepeso em adolescentes, mostrando ótimos resultados, com alto grau de segurança no uso.

A semaglutida injetável tem uma meia-vida maior (entre 155 e 185 horas), durando mais tempo no organismo, por isso seu uso normalmente se dá de forma semanal. Inicia-se com a dose de 0,25 mg por semana e em geral progride-se até 1 mg (Ozempic) ou até a dose semanal de 2,4 mg (Wegovy).

Em estudos, o uso de Ozempic por 40 semanas na dose de 0,5 mg levou a uma perda média de peso de cerca de 4,6 kg, enquanto na dose de 1 mg semanal a perda de peso foi de 6,5 kg.

Ambas as medicações apresentaram ótimos resultados na redução de peso corporal.

Já existe atualmente a apresentação oral da semaglutida, comercializada com o nome de Rybelsus, com as doses de 3, 7 e 14 mg, com uso diário, porém com resultados inferiores frente aos injetáveis.

Dentre os principais efeitos colaterais relacionados ao uso dessas medicações constam náuseas, fadiga, reações no local da aplicação e desidratação.

Comentamos aqui de algumas das medicações com maior evidência científica relacionada a perda de peso e segurança de uso. Cada uma dessas medicações tem indicações e contraindicações específicas. O acompanhamento médico é fundamental para a escolha da medicação adequada a cada pessoa, bem como para o ajuste de dose, o tempo de tratamento, a fase de manutenção e, claro, as orientações e modificações no estilo de vida.

"Transportai um punhado de terra todos os dias, e fareis uma montanha."

CONFÚCIO

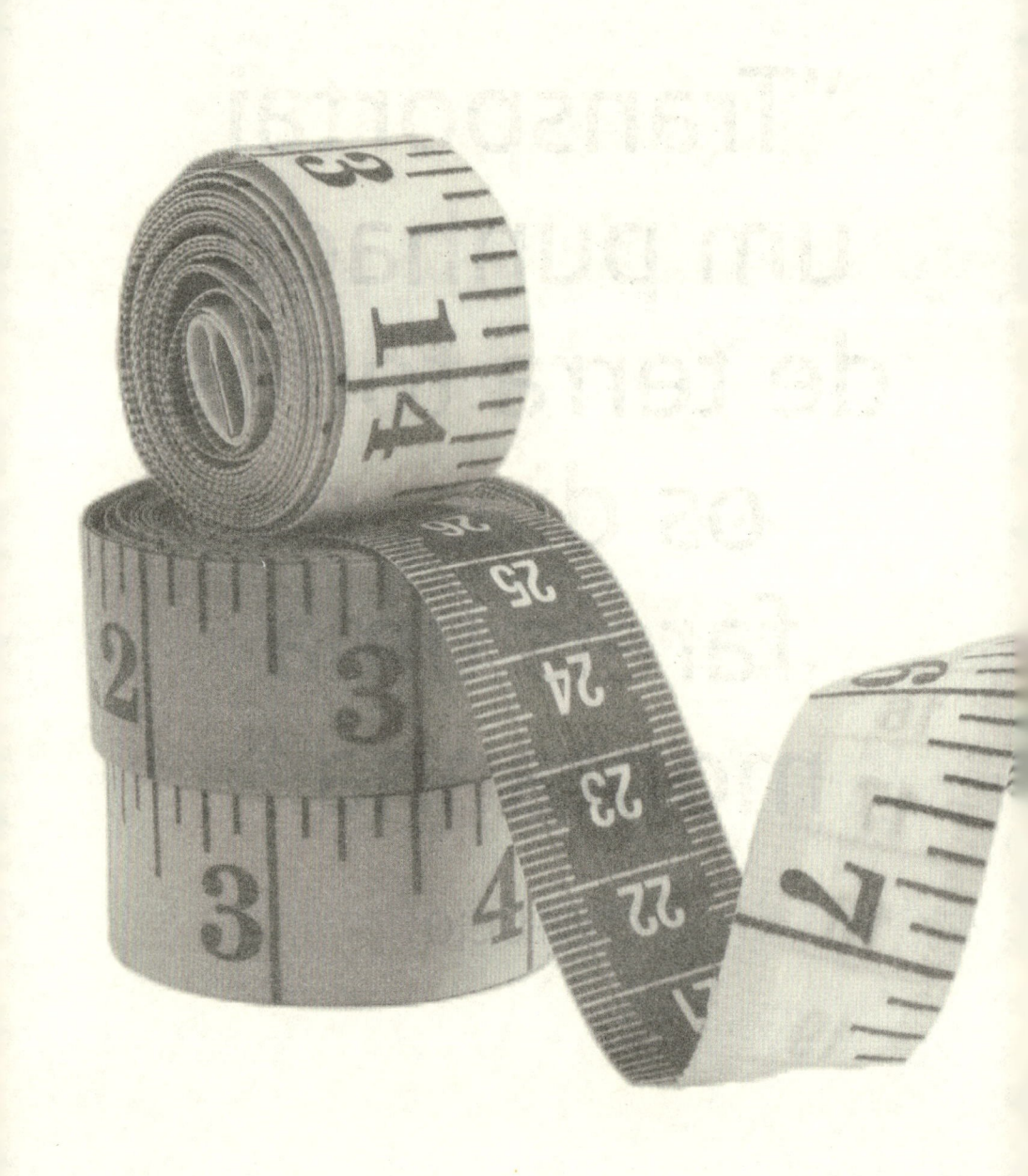

> # CAPÍTULO 7
>
> # Suplementos naturais

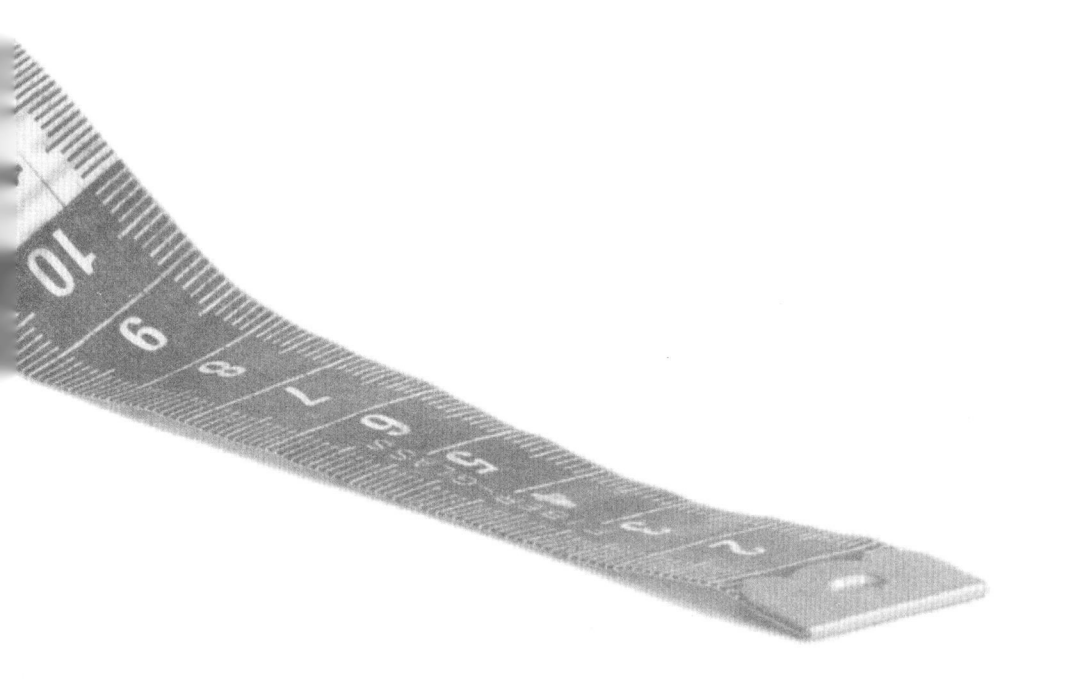

Irvingia gabonensis

A *irvingia gabonensis* é extraída das sementes de uma árvore, diversos estudos *in vitro* e *in vivo* evidenciaram seu uso no auxílio no processo de emagrecimento.

Ela atua regulando a adipogênese (formação de células de gordura) por meio de vários caminhos metabólicos, incluindo a atuação sobre moléculas diversas, como PPAR-gamma, leptina, adiponectina e glicerol-3-fosfato-desidrogensase.

Em um estudo com mais de 120 pessoas com sobrepeso ou obesidade, a suplementação com *irvingia* foi capaz de reduzir o peso total, o peso de gordura, além de influenciar em marcadores laboratoriais como LDL (colesterol), PCR (inflamação) e glicemia (açúcar). A tabela a seguir sintetiza o resultado após dez semanas de suplementação em dois grupos: o de controle, que não fez o uso da suplementação, e o de teste, que fez o uso da suplementação.

	Controle (sem suplementação)	Teste (com suplementação)
Peso	-0,7 kg	-12,8 kg
% Gordura	1,99 %	-6,3%
Circunferência da cintura	-5,3 cm	-16,19 cm
PCR	-0,01	-0,78
Glicemia em jejum	-4,3	-19,3
Colesterol total	-2,8	-39,8
Colesterol LDL	-3,75	-22,44

Os resultados deste estudo foram excelentes, não só na redução do peso, mas também nos marcadores laboratoriais de doenças, como o PCR mostrando inflamação; glicemia indicando açúcar (diabetes); colesterol apontando risco de doenças cardiovasculares como infarto e AVC.

Há também outras investigações maiores chamadas de meta-análises, baseadas em vários grandes estudos para chegar a ações conclusivas. Uma meta-análise avaliando o efeito da perda de peso frente à suplementação de *irvingia gabonesis* avaliou 5 estudos, sendo que em 4 destes tivemos uma associação positiva entre o uso desta suplementação e a perda de peso, além de evidenciar que a principal perda foi de gordura, com uma boa redução do colesterol "ruim" LDL.

Sphaerantus indicus

É o extrato de uma erva, tradicionalmente usada pela medicina Ayurveda, e atua contra diversas adversidades, como diabetes, doenças infecciosas e saúde dos nervos. Além disso, auxilia a perda de peso, em especial quando utilizada junto com a *Garcinia mangostana*.

Esta combinação tem como principal alvo o metabolismo de gorduras, bem como os estoques de gordura previamente acumulados no corpo. Estudos mostram que a suplementação com a combinação de *S. indicus*, *G. mangostana*, alimentação saudável e prática de atividade física levaram a bons resultados de perda ponderal, cerca de 6,7% do peso em apenas 16 semanas.

Neste mesmo estudo, pacientes que pelo mesmo período tiveram alimentação saudável e realizaram atividade física, mas não fizeram a suplementação, perderam apenas 1,4% de peso.

Para estes mesmos pacientes, o grupo que recebeu a suplementação apresentou redução de colesterol total em 12%, redução de colesterol LDL em 16%, com aumento do colesterol "bom" HDL em 6%.

Garcinia mangostana

A *garcinia mangostana* é o extrato de uma fruta conhecida como mangostão ou mangostim. Diversos estudos mostram seu uso para controle de inflamação e cicatrização, dor abdominal e problemas urinários. Também contribui para a perda de peso, sobretudo se combinada com *Sphaerantus indicus*.

Seus principais mecanismos foram evidenciados em estudos *in vitro*, mostrando a redução dos níveis de ADRP, um fator que tem o papel de estimular o acúmulo de gordura. A redução da enzima ácido graxo sintase diminui a formação de gordura, além de facilitar a quebra das células de gordura, uma vez que inibe a perilipina, proteína revestidora das células de gordura. A substância diminui ainda a expressão de PPAR-gama, um sensor metabólico que estimula a produção de novas células adiposas.

Seus principais resultados em humanos foram apresentados no tópico *Sphaerantus indicus*.

Crocus sativus (Açafrão)

O açafrão detém inúmeras utilidades na medicina, sendo seus efeitos mais conhecidos o analgésico e anti-inflamatório. Mas ele também é capaz de auxiliar na melhora da memória, do humor e do controle de apetite.

Um estudo clínico usou um extrato padronizado de *crocus sativus*, na dose de 176,5 mg ao dia por 8 semanas em mulheres com sobrepeso. No estudo, o resultado foi muito expressivo no controle do apetite e do consumo de alimentos por ansiedade, caracterizado por lanches realizados fora de horários (*snacks*), com uma de redução de 55% destes. Além disso, evidencia uma perda de peso adicional de cerca de 0,5 kg de peso corporal.

Seus efeitos benéficos e sua segurança também estão comprovados em adolescentes.

Phaseolus vulgaris

Também conhecido como faseolamina, ele é o extrato do feijão branco. Seu mecanismo de ação se dá devido à presença de um componente que inibe a alfa-amilase (enzima necessária para a conversão de carboidrato em açúcar). Uma vez que esta enzima se encontra inibida, uma menor parte de todo o carboidrato que ingerimos vai ser absorvido e por fim virar caloria. Dessa maneira, ao utilizarmos a faseolamina junto com as refeições, estamos impedindo a absorção de uma fração do carboidrato e reduzindo o número de calorias.

Além de auxiliar no controle do peso, existem diversos outros estudos mostrando seu benefício no controle da glicemia, principalmente após a alimentação, evitando elevações bruscas da glicemia e insulina.

Uma meta-análise, incluindo onze estudos clínicos com humanos, avaliou cerca de 550 pacientes que estavam realizando a suplementação de 1.200 mg de *Phaseolus vulgaris* ao dia, por ao menos 4 semanas, e foi possível verificar uma redução do peso corporal total e do peso de gordura corporal, mostrando, então, que a substância pode ser uma boa aliada no processo de emagrecimento.

Fucoxantina

A fucoxantina é um pigmento carotenoide extraído das algas marinhas, além de atuar como excelente antioxidante e ter propriedades capazes de auxiliar na redução do peso corporal e no processo de emagrecimento.

Seu composto ativo atua inibindo e retardando a liberação de enzimas responsáveis pela digestão de gorduras da nossa alimentação (lipases); dessa forma, ao não digerir uma porção de gordura, ela não é transformada em caloria. Podemos dizer que seu mecanismo de ação é similar ao do Orlistate.

A substância é capaz de proporcionar uma melhora metabólica importante, reduzindo o peso corporal, controlando a glicemia e reduzindo a inflamação, uma vez que combate o estresse oxidativo.

Um estudo clínico randomizado em mulheres com sobrepeso e em suplementação de 2,4 mg de fucoxantina ao dia por 16 semanas melhorou não somente o peso corporal, mas também evidenciou redução da gordura corporal, da esteatose hepática (gordura no fígado), circunferência abdominal, triglicérides e proteína C reativa (PCR – marcador de inflamação).

Outro mecanismo de ação sugerido é o chamado *browning*, ou seja, a transformação do tecido adiposo em tecido adiposo marrom, que possui capacidades termogênicas, aumentado o gasto calórico e auxiliando na redução do peso corporal.

Camellia sinensis (Chá verde)

O chá verde é ótimo para a saúde e tem diversos benefícios. É bastante utilizado, principalmente na Ásia, há muitas gerações. Os seus benefícios podem ser obtidos tanto no consumo do chá, como em extrato para formulações (comprimidos, por exemplo), porém a quantidade de chá a ser consumida para ter os benefícios precisa ser muito maior quando comparada à suplementação por cápsulas.

A cafeína é um dos componentes do chá verde, e outro componente, tão importante quanto a cafeína, é o EGCG, que é uma catequina encontrada no chá verde. O epigalocatequina galato tem um alto potencial antioxidante e anti-inflamatório. A associação dessas moléculas é capaz de elevar o gasto energético, aumentando a queima de gordura e consequentemente a redução do peso corporal.

Meta-análises (o melhor e mais confiável tipo de estudo científico realizado) mostram o seu potencial auxiliador no processo de emagrecimento, sendo que os melhores resultados foram observados com doses entre 100 mg e 460 mg de EGCG por ao menos 12 semanas.

Lemon verbena

O *lemon verbena* é um dos ativos mais recentes que está sendo estudado com a finalidade de redução de peso. A maioria das pesquisas tem focado a associação de *lemon verbena* e extrato de *hibiscus*, evidenciando efeito antioxidante, anti-inflamatório e modulador metabólico.

Já existem diversos estudos mostrando a segurança dessa combinação, e melhora do peso e de outros marcadores de alteração metabólica, incluindo saúde cardiovascular.

Um extrato padronizado com 500 mg dessas substâncias ao dia, por 2 meses, associado à prática de atividade física, foi capaz de reduzir o peso em cerca de 3,5 kg *vs* 2,0 kg no grupo que só fez caminhada. Além disso, comprovou-se melhora na sensação de fome, redução do desejo por doces e melhora da pressão arterial.

O possível mecanismo de ação destes ativos no organismo é a ativação da AMPK, uma enzima-chave do nosso organismo, com potencial de reduzir a gordura no fígado, melhorar a glicemia e o colesterol.

Citrus sinensis (Morosil)

O *citrus sinensis* é o nome científico do Morosil, extrato proveniente das laranjas Moro (Blood Orange), frutas ricas em antocianinas. Este extrato tem ação antiadipogênica, reduzindo a formação de células de gordura, além de apresentar ações antioxidantes.

Alguns estudos clínicos evidenciaram que a suplementação com o extrato de *citrus sinensis* por 12 semanas foi capaz de auxiliar na perda de peso. A suplementação gerou uma perda de peso de 3,1 kg, enquanto o grupo que não recebeu a suplementação apresentou uma perda de peso de 0,4 kg no mesmo período. Um estudo mais recente, de 2022, também comparou pacientes com e sem suplementação de Morosil. O grupo com a suplementação apresentou uma perda de peso média de 4,2% enquanto, no grupo que não realizou a suplementação, a perda de peso foi inferior, apenas 2,2%.

Em ambos os estudos citados anteriormente, além da perda de peso, a suplementação reduziu o peso de gordura corporal e a circunferência abdominal em maior proporção frente à não suplementação.

Alfalipoico

O principal efeito deste suplemento é antioxidante. É encontrado de maneira mais acentuada nas mitocôndrias das células (principal parte responsável pela produção de energia em termo celular). A forma R (R-alfalipoico) é a mais bem absorvida e é a que apresenta maior evidência associada à perda de peso.

Um estudo recente evidenciou que a suplementação de R-alfalipoico (R-ALA) em pacientes com IMC elevado foi capaz de reduzir o peso, principalmente na forma de gordura corporal, quando comparado a pacientes que não suplementaram. Os pacientes obesos em uso desta substância tiveram uma redução de peso 5% maior do que o grupo placebo (que não suplementou) e uma redução de 8,6% de gordura corporal em relação ao grupo placebo.

Inclusive o R-ALA tem um efeito muito positivo em pacientes em uso de medicações que podem elevar o peso, como por exemplo alguns antipsicóticos (haldol, clozapina, olanzapina, quetiapina, risperidona, entre outros), À vista disso, nota-se que o R-ALA apresenta forte efeito protetor contra o ganho de peso relacionado ao uso dessas medicações.

Capsicum annuum (Capsaicina)

Responsável pelo sabor apimentado, *capsicum annuum* é a substância encontra em pimentas. É capaz de ativar o sistema simpático do nosso corpo, reduzindo o apetite e aumentando o metabolismo, gasto energético, termogênese e lipólise (quebra de gorduras). Por isso, quando comemos grandes quantidades de pimenta, sentimos calor e, por vezes, o batimento acelerado.

Uma meta-análise com pacientes usando 2 mg ao dia evidenciou redução do apetite e potencial para auxiliar no processo de emagrecimento. Outros estudos mostraram um importante papel potencializador do seu efeito quando utilizada em conjunto com chá verde e gengibre.

Devemos nos atentar a pacientes hipertensos e que têm gastrite/refluxo, uma vez que a suplementação com capsaicina pode piorar essas condições.

Raspberry K

É o extrato de um dos componentes da framboesa, considerado seguro e cada vez mais estudado por diversos benefícios potenciais, como perda de peso (principal foco dos estudos sobre este ativo), redução de gordura visceral, melhora na saúde da pele, efeito antiandrogênico, anti-inflamatório, gastroprotetor, hepatoprotetor e cardioprotetor. E mais recentemente têm sido estudados seus efeitos sobre a doença de Alzheimer e doenças ósseas, como osteopenia e osteoporose.

Estudos mostraram melhora nos níveis de colesterol, antioxidação e redução da inflamação, melhorando a saúde hepática, em especial aquela associada à doença hepática gordurosa, que está fortemente relacionada ao sobrepeso e à obesidade.

Um estudo conduzido a princípio em animais evidenciou redução de peso corporal e da quantidade de gordura hepática, quando utilizado o extrato Raspberry K. Os mecanismos celulares responsáveis pela perda de peso tanto em animais quanto em humanos foram ativados com essa suplementação.

Um estudo mais recente, em humanos, comprovou que aqueles que fizeram a suplementação por 8 semanas apresentaram perda de peso de 2% *vs* 0,5%; redução de gordura, 7,8% *vs* 2,8%; aumento de massa muscular, 3,4% *vs* 0,8%; e melhora nos níveis de disposição. Pequenas melhorias no colesterol também foram percebidas no grupo que fez a suplementação, mas os maiores resultados foram sobre os triglicérides, com uma redução de 16% *vs* 2,6%. Este estudo não apresentou efeitos adversos.

Zingiber officinale (Gengibre)

Zingiber officinale é o nome científico do gengibre, utilizado na alimentação e na medicina chinesa há muitas décadas. Ele detém grande quantidade de componentes bioativos, e seus efeitos mais tradicionais incluem potencial anti-inflamatório e antioxidante. Mas os estudos mais recentes mostram também seu papel antiobesogênico.

Uma meta-análise com um resumo de 14 estudos mostrou os benefícios da suplementação com gengibre. Especialmente redução do peso corporal, circunferência de cintura, glicemia de jejum e HOMA IR (marcador da qualidade da insulina e resistência insulínica). Além disso, apontou um aumento significante dos valores de HDL (colesterol bom).

Outra análise, resumindo 27 artigos científicos, sendo estudos *in vitro* em animais e em humanos, evidenciou também o potencial efeito na redução do peso.

Cissus quadrangularis

A *cissus quadrangularis* é uma planta medicinal com uma grande riqueza de componentes ativos, como por exemplo ácido ascórbico, caroteno, fitoesteróis, cálcio, betassitosterol, gama amyrina e gama amirona. Cada um deles com diferentes propriedades, mas a maior parte atuando no metabolismo.

Uma investigação bem interessante foi o estudo clínico publicado pela revista *Lipids in Health and Disease*, randomizado, duplo-cego com pacientes em sobrepeso e obesidade. Nesse estudo, os participantes foram divididos em três grupos. O grupo 1 era o placebo (tomava cápsulas sem o componente ativo), tinha orientações de dieta e atividade física. O grupo 2 teve a suplementação, mas sem realizar dieta. Já o grupo 3 fez uso da suplementação e dieta. A dieta era controlada com 2.100 calorias por dia, e todos os grupos foram estimulados a praticar atividade física.

O grupo 3 (suplementação acrescida de dieta, o qual chamaremos de S+D) apresentou o melhor resultado. É interessante que o grupo 2 (somente suplementação, chamaremos de S) tenha sido muito superior ao grupo 1 (dieta sem suplementação, chamaremos de D). O estudo concluiu uma perda de peso média de 6,9% em 8 semanas. Quando analisada a quantidade de quilos perdidos nas 8 semanas, constatou-se 2,3 kg no grupo 1, 6,6 kg no grupo 2 e 8,1 kg no grupo 3.

Um resumo dos demais parâmetros avaliados no estudo comparando o grupo 3 com o grupo 1 após 8 semanas de estudo:

	GRUPO 3 (S+D)	GRUPO 1 (D)
Perda de peso	-8,5%	-2,4%
Perda de gordura	-8%	-1,9%
Circunferência abdominal	-8,4%	-2%
Colesterol total	-27%	-3%

	GRUPO 3 (S+D)	GRUPO 1 (D)
Colesterol LDL (Ruim)	-32%	-10%
Glicemia	-16,1%	-4,6%
PCR (Marcador de inflamação)	-20,8%	+0,8%

Logo, com este estudo, conseguimos avaliar as mudanças não somente no peso, mas em outros marcadores bioquímicos e metabólicos no corpo, como a redução de colesterol, especialmente o colesterol ruim, a diminuição da glicemia sérica e da inflamação (avaliada pelo PCR).

Cromo

É um mineral crítico para regulação da insulina e consequente controle da glicemia. Sabemos o quanto o controle de insulina e o controle de peso estão intimamente correlacionados.

Sua suplementação é essencial para o bom funcionamento do organismo, porém ele necessita de outros minerais para que seja bem absorvido e utilizado pelo corpo.

Em mais de 15 estudos controlados, o cromo se mostrou importante para a melhora da tolerância glicêmica em pacientes com diabetes tipo 2. Estes estudos evidenciaram redução no nível da glicemia de jejum, insulina, colesterol total e triglicérides, além de elevar o HDL (colesterol bom), mostrando-se extremamente benéficos para a melhora metabólica do paciente.

Além disso, outros estudos foram capazes de evidenciar seu benefício na redução do peso corporal e da acne.

Alimentos ricos em cromo incluem: batata-doce, milho, tomate, maçã e brócolis.

Vanádio

Este mineral desempenha um excelente papel na otimização da função da insulina, auxiliando igualmente no controle do diabetes e do peso. É semelhante ao cromo, porém atua em outras vias metabólicas.

Também é capaz de auxiliar na redução dos níveis de açúcar e de colesterol. Pacientes diabéticos não dependentes de insulina que fizeram uso de doses altas (100 mg) de vanádio ao dia, por 3 semanas, tiveram sua glicemia em jejum reduzida em 10%!

Outra função importante do vanádio consiste na melhora da saúde dos ossos e dentes.

Fontes alimentares ricas em vanádio: pimenta e cogumelo. Porém vale a ressalva de que 90% do vanádio proveniente da alimentação não é absorvido pelo corpo.

Manganês

O manganês é um mineral que atua em diversos sistemas orgânicos. Estudos realizados em pacientes com alimentação pobre neste mineral evidenciaram diversos desbalanços metabólicos, como alterações ósseas, piora na saúde das unhas e do cabelo, e piora dos níveis de colesterol.

Ele é um cofator importante para diversos complexos enzimáticos, principalmente aqueles relacionados ao metabolismo da glicose e consequente controle do peso. Pacientes com diabetes costumam apresentar os níveis de manganês na metade dos valores encontrados em pacientes saudáveis.

Estudos preliminares em animais mostraram a relação entre baixos níveis de manganês e quadros de epilepsia. Mais recentemente, alguns estudos realizados em humanos que sofrem de epilepsia evidenciaram níveis mais baixos de manganês.

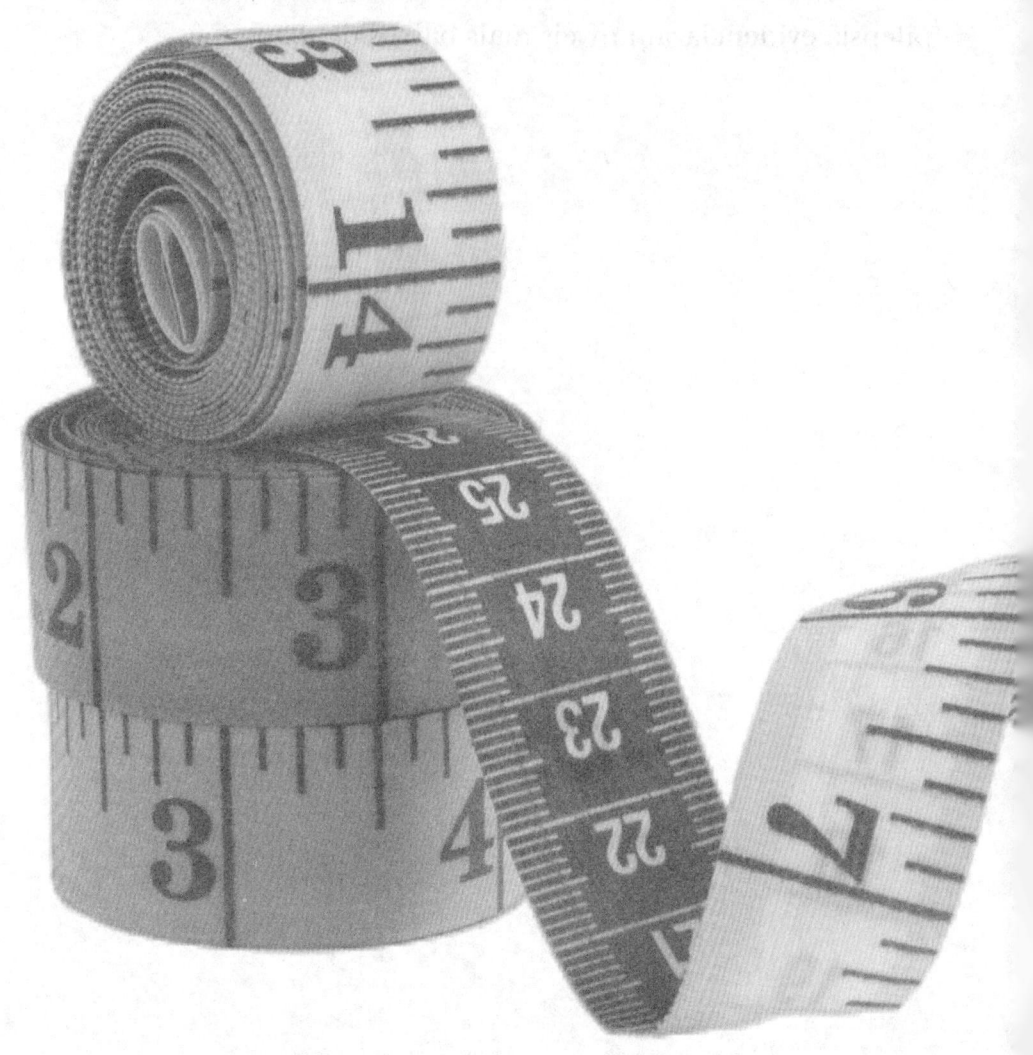

CAPÍTULO 8

Medicamentos em estudo

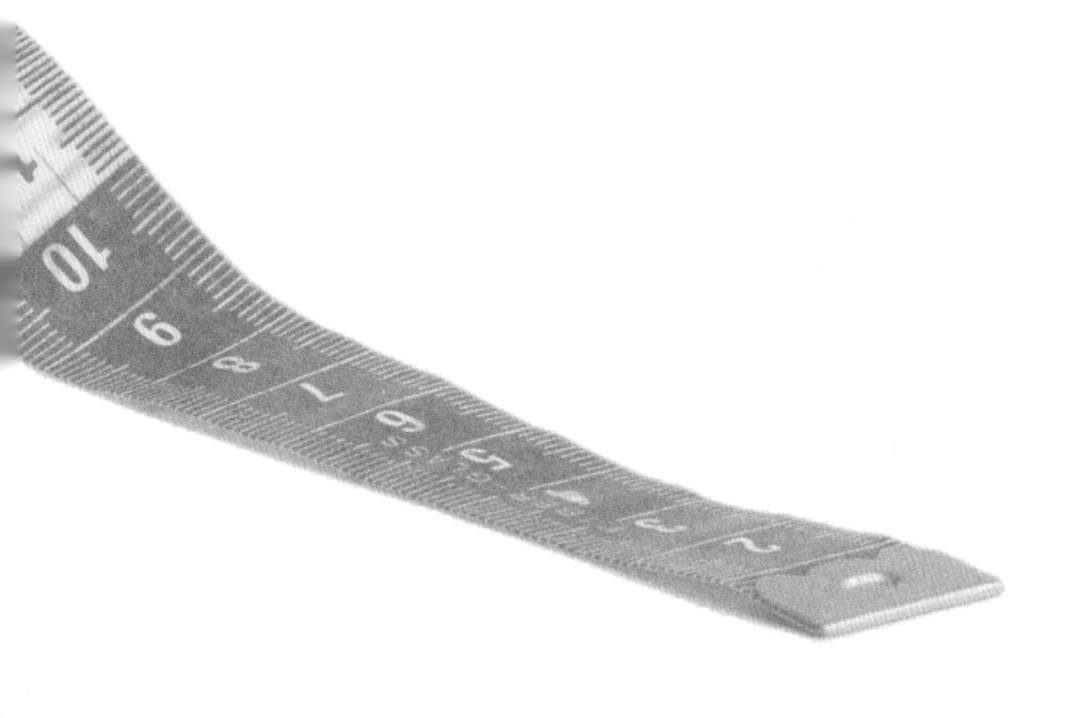

Devemos ter cada vez mais avanços nesta área tão intrigante e complexa da medicina. É preciso conduzir uma série de estudos para comprovar a eficácia e segurança de uso desses fármacos, antes de aprovar a sua prescrição.

O mundo está em constante desenvolvimento, principalmente no polo tecnológico, e suas aplicações em outras áreas da vida, como a medicina, não poderiam ficar para trás. Estamos buscando melhorias constantes para o nosso corpo, e estaremos sempre nos atualizando e nos reinventando.

A seguir, apresentarei algumas moléculas que estão sendo mais estudadas recentemente para um tratamento cada vez mais eficaz e seguro da obesidade. Caso tudo continue a correr bem, em breve elas estarão disponíveis para nos auxiliar ainda mais.

Agonistas duais

Os agonistas duais, como o próprio nome sugere, atuam em dois receptores hormonais. De um deles já falamos aqui, o GLP-1, que é o mesmo receptor-alvo do Ozempic e do Saxenda. O outro receptor é o peptídeo inibidor gástrico (GIP), responsável pela regulação do balanço energético principalmente em células do tecido adiposo (gordura) e pela secreção de insulina pelo pâncreas.

O princípio ativo deste fármaco é a tirzepatida, comercializado com o nome de **Mounjaro**, desenvolvido para o tratamento de diabetes tipo 2, mas com uso expandindo para os pacientes com obesidade sem DM2. Seus efeitos são mais potentes quando comparados aos análogos de GLP-1 apenas, tendo uma perda de peso média de 22% em pacientes com obesidade, um número absurdamente fantástico, chegando próximo à perda de peso esperada em pacientes após cirurgia bariátrica. Por isso diversos estudos estão supondo e questionando se este será o fim da cirurgia bariátrica; afinal, não é um procedimento invasivo e oferece menos efeitos colaterais e complicações a curto e longo prazo.

Este fármaco ainda não está sendo comercializado no Brasil, e outra grande barreira para o seu uso é o custo! Por ser um medicamento muito novo e dependente de alta tecnologia, seu custo é elevado, dificultando o acesso e a manutenção do tratamento.

Triplos agonistas

Já vimos os fármacos que atuam em um (GLP-1) e dois receptores (GLP-1 + GIP), agora estamos acrescentando mais um receptor-alvo, os receptores de glucagon. O glucagon é um peptídeo com efeitos contrários aos da insulina. Se no início do livro vimos como a insulina pode aumentar o peso, aqui já entendemos a importância de contrapô-la em determinados casos.

Retatrutide é o nome do fármaco dessa classe, em desenvolvimento e estudo ainda iniciais. A perda de peso esperada tende a ser maior do que a dos agonistas simples (Ozempic) e dos agonistas duais (Mounjaro).

Mas ainda restam estudos para comprovar os valores esperados de perda ponderal, bem como da segurança do seu uso.

Amilina

Outra substância ainda em fases iniciais de estudo é a amycretina, que tem duas vias de ação, sendo que uma delas é a mesma que do Ozempic, mimetizando a função do GLP-1 e reduzindo o apetite. Já a outra via é o mimetismo da amilina, um hormônio produzido pelas células do pâncreas, sendo secretado junto com a insulina, controlando os níveis de glicose sérica. Nestes estudos, a perda de peso foi de 13% em 3 meses! Um avanço e tanto!

A **cagrilintida** é outro fármaco que atua somente na ação prolongada da amilina, logo, reduz o peso. E os estudos evidenciam uma excelente combinação com a semaglutida, potencializando mais ainda a perda ponderal, desenvolvendo um composto chamado CagriSema (união destas duas moléculas).

Bibliografia

Alesi S, Ee C, Moran LJ, Rao V, Mousa A. Nutritional supplements and complementary therapies in polycystic ovary syndrome. Adv Nutr. 2022 Aug 1;13(4):1243-1266. doi: 10.1093/advances/nmab141. PMID: 34970669; PMCID: PMC9340985.

Anderson RA. Effects of chromium on body composition and weight loss. Nutr Rev. 1998 Sep;56(9):266-70. doi: 10.1111/j.1753-4887.1998.tb01763.x. PMID: 9763876.

Atanu FO, Ikeojukwu A, Owolabi PA, Avwioroko OJ. Evaluation of chemical composition, in vitro antioxidant, and antidiabetic activities of solvent extracts of Irvingia gabonensis leaves. Heliyon. 2022 Jul 9;8(7):e09922. doi: 10.1016/j.heliyon.2022.e09922. PMID: 35847614; PMCID: PMC9283886.

Azad MB, Abou-Setta AM, Chauhan BF, Rabbani R, Lys J, Copstein L, Mann A, Jeyaraman MM, Reid AE, Fiander M, MacKay DS, McGavock J, Wicklow B, Zarychanski R. Nonnutritive sweeteners and cardiometabolic health: a systematic review and meta-analysis of randomized controlled trials and prospective cohort studies. CMAJ. 2017 Jul 17;189(28):E929-E939. doi: 10.1503/cmaj.161390. PMID: 28716847; PMCID: PMC5515645.

Badmaev V, Prakash S, Majeed M. Vanadium: a review of its potential role in the fight against diabetes. J Altern Complement Med. 1999 Jun;5(3):273-91. doi: 10.1089/acm.1999.5.273. PMID: 10381252.

Bass J, Tschöp MH, Beutler LR. Dual gut hormone receptor agonists for diabetes and obesity. J Clin Invest. 2023 Feb 1;133(3):e167952. doi: 10.1172/JCI167952. PMID: 36719381; PMCID: PMC9888372.

Boix-Castejón M, Herranz-López M, Pérez Gago A, Olivares-Vicente M, Caturla N, Roche E , Micol V. Hibiscus and lemon verbena polyphenols modulate appetite-related biomarkers in overweight subjects: a randomized controlled trial. Food Funct. 2018 Jun 20;9(6):3173-3184. doi: 10.1039/c8fo00367j. Erratum in: Food Funct. 2018 Jul 17;9(7):4037. PMID: 29862395.

Briskey D, Malfa GA, Rao A. Effectiveness of "Moro" Blood Orange *Citrus sinensis* Osbeck (Rutaceae) Standardized extract on weight loss in overweight but otherwise healthy men and women- a randomized double-blind placebo-controlled study. nutrients. 2022 Jan 18;14(3):427. doi: 10.3390/nu14030427. PMID: 35276783; PMCID: PMC8838101.

Cai Z, Yang Y, Zhang J. Obesity is associated with severe disease and mortality in patients with coronavirus disease 2019 (COVID-19): a meta-analysis. BMC Public Health. 2021 Aug 4;21(1):1505. doi: 10.1186/s12889-021-11546-6. PMID: 34348687; PMCID: PMC8334342.

Cheng TO (2006) Obesity, Hippocrates and Venus of Willendorf. *Int J Cardiol* 113: 257.

Christopoulou-Aletra H, Papavramidou N, Pozzilli P (2006) Obesity in the Neolithic era: a Greek female figurine. *Obes Surg* 16: 1112-1114.

Colonetti L, Grande AJ, Toreti IR, Ceretta LB, da Rosa MI, Colonetti T. Green tea promotes weight loss in women with polycystic ovary syndrome: Systematic review and meta-analysis. Nutr Res. 2022 Aug;104:1-9. doi: 10.1016/j.nutres.2022.03.009. Epub 2022 Mar 27. PMID: 35504067.

Crans DC, Yang L, Haase A, Yang X. Health Benefits of Vanadium and Its Potential as an Anticancer Agent. Met Ions Life Sci. 2018 Feb 5;18:/boo ks/9783110470734/9783110470734-015/9783110470734-015.xml. doi: 10.1515/9783110470734-015. PMID: 29394028.

D'Ascanio AM, Mullally JA, Frishman WH. Cagrilintide: A Long-Acting Amylin Analog for the Treatment of Obesity. Cardiol Rev. 2024 Jan-Feb 01;32(1):83-90. doi: 10.1097/CRD.0000000000000513. Epub 2023 Oct 20. PMID: 36883831.

de Lima LP, de Paula Barbosa A. A review of the lipolytic effects and the reduction of abdominal fat from bioactive compounds and moro orange extracts. Heliyon. 2021 Jul 31;7(8):e07695. doi: 10.1016/j.heliyon.2021.e07695. PMID: 34409177; PMCID: PMC8361066.

Dini I, Mancusi A. Weight Loss Supplements. Molecules. 2023 Jul 12;28(14):5357. doi: 10.3390/molecules28145357. PMID: 37513229; PMCID: PMC10384751.

Ebrahimzadeh Attari V, Malek Mahdavi A, Javadivala Z, Mahluji S, Zununi Vahed S, Ostadrahimi A. A systematic review of the anti-obesity and weight lowering effect of ginger (Zingiber officinale Roscoe) and its mechanisms of action. Phytother Res. 2018 Apr;32(4):577-585. doi: 10.1002/ptr.5986. Epub 2017 Nov 29. PMID: 29193411.

Eknoyan G (2006) A history of obesity, or how what was good became ugly and then bad. *Adv Chronic Kidney Dis* 13: 421-427.

Favela-Hernández JM, González-Santiago O, Ramírez-Cabrera MA, Esquivel-Ferriño PC, Camacho-Corona Mdel R. Chemistry and Pharmacology of Citrus sinensis. Molecules. 2016 Feb 22;21(2):247. doi: 10.3390/molecules21020247. PMID: 26907240; PMCID: PMC6273684.

Fassina P, Scherer Adami F, Terezinha Zani V, Kasper Machado IC, Garavaglia J, Quevedo Grave MT, Ramos R, Morelo Dal Bosco S. THE EFFECT OF GARCINIA CAMBOGIA AS COADJUVANT IN THE WEIGHT LOSS PROCESS. Nutr Hosp. 2015 Dec 1;32(6):2400-8. doi: 10.3305/nh.2015.32.6.9587. PMID: 26667686.

Fowler SP, Williams K, Hazuda HP. Diet soda intake is associated with long-term increases in waist circumference in a biethnic cohort of older adults: the San Antonio Longitudinal Study of Aging. J Am Geriatr Soc.

2015 Apr;63(4):708-15. doi: 10.1111/jgs.13376. Epub 2015 Mar 17. PMID: 25780952; PMCID: PMC4498394.

Fowler SPG. Low-calorie sweetener use and energy balance: Results from experimental studies in animals, and large-scale prospective studies in humans. Physiol Behav. 2016 Oct 1;164(Pt B):517-523. doi: 10.1016/j.physbeh.2016.04.047. Epub 2016 Apr 26. PMID: 27129676; PMCID: PMC5045440.

Fung, Jason. The Obesity Code: Unlocking the secrets of weight loss. Greystone Books. 2016.

Fung, Jason. The Diabetes Code: Prevent and Reverse Type 2 Diabetes Naturally. Greystone Books. 2018.

Gout B, Bourges C, Paineau-Dubreuil S. Satiereal, a Crocus sativus L extract, reduces snacking and increases satiety in a randomized placebo-controlled study of mildly overweight, healthy women. Nutr Res. 2010 May;30(5):305-13. doi: 10.1016/j.nutres.2010.04.008. PMID: 20579522.

Haniadka R, Saldanha E, Sunita V, Palatty PL, Fayad R, Baliga MS. A review of the gastroprotective effects of ginger (Zingiber officinale Roscoe). Food Funct. 2013 Jun;4(6):845-55. doi: 10.1039/c3fo30337c. Epub 2013 Apr 24. PMID: 23612703.

Hassan YR, El-Shiekh RA, El Hefnawy HM, Michael CG. Irvingia gabonensis baill. (African Mango): A comprehensive review of its ethnopharmacological significance, unveiling its long-standing history and therapeutic potential. J Ethnopharmacol. 2024 Feb 21:117942. doi: 10.1016/j.jep.2024.117942. Epub ahead of print. PMID: 38395180.

Hu H, Song J, MacGregor GA, He FJ. Consumption of Soft Drinks and Overweight and Obesity Among Adolescents in 107 Countries and Regions. JAMA Netw Open. 2023;6(7):e2325158. doi:10.1001/jamanetworkopen.2023.25158.

Jeukendrup AE, Randell R. Fat burners: nutrition supplements that increase fat metabolism. Obes Rev. 2011 Oct;12(10):841-51. doi: 10.1111/j.1467-789X.2011.00908.x. PMID: 21951331.

Jastreboff AM, Kaplan LM, Frías JP, Wu Q, Du Y, Gurbuz S, Coskun T, Haupt A, Milicevic Z, Hartman ML; Retatrutide Phase 2 Obesity Trial Investigators.

Bibliografia

Triple-Hormone-Receptor Agonist Retatrutide for Obesity - A Phase 2 Trial. N Engl J Med. 2023 Aug 10;389(6):514-526. doi: 10.1056/NEJMoa2301972. Epub 2023 Jun 26. PMID: 37366315.

Jorsal T, Rungby J, Knop FK, Vilsbøll T. GLP-1 and Amylin in the Treatment of Obesity. Curr Diab Rep. 2016 Jan;16(1):1. doi: 10.1007/s11892-015-0693-3. PMID: 26699764.

Jozsa LG1 (2011) Obesity in the paleolithic era. *Hormones (Athens)* 10: 241-244.

Kang SI, Ko HC, Shin HS, Kim HM, Hong YS, Lee NH, Kim SJ. Fucoxanthin exerts differing effects on 3T3-L1 cells according to differentiation stage and inhibits glucose uptake in mature adipocytes. Biochem Biophys Res Commun. 2011 Jun 17;409(4):769-74. doi: 10.1016/j.bbrc.2011.05.086. Epub 2011 May 20. PMID: 21621511.

Kucukgoncu S, Zhou E, Lucas KB, Tek C. Alpha-lipoic acid (ALA) as a supplementation for weight loss: results from a meta-analysis of randomized controlled trials. Obes Rev. 2017 May;18(5):594-601. doi: 10.1111/obr.12528. Epub 2017 Mar 13. PMID: 28295905; PMCID: PMC5523816.

Kotanidou EP, Tsinopoulou VR, Giza S, Ntouma S, Angeli C, Chatziandreou M, Tsopelas K, Tseti I, Galli-Tsinopoulou A. The Effect of Saffron Kozanis (*Crocus sativus* L.) Supplementation on Weight Management, Glycemic Markers and Lipid Profile in Adolescents with Obesity: A Double-Blinded Randomized Placebo-Controlled Trial. Children (Basel). 2023 Nov 15;10(11):1814. doi: 10.3390/children10111814. PMID: 38002905; PMCID: PMC10670718.

Kudiganti V, Kodur RR, Kodur SR, Halemane M, Deep DK. Efficacy and tolerability of Meratrim for weight management: a randomized, double-blind, placebo-controlled study in healthy overweight human subjects. Lipids Health Dis. 2016 Aug 24;15(1):136. doi: 10.1186/s12944-016-0306-4. PMID: 27558585; PMCID: PMC4997756.

Lee J, Chung M, Fu Z, Choi J, Lee HJ. The Effects of *Irvingia gabonensis* Seed Extract Supplementation on Anthropometric and Cardiovascular Outcomes: A Systematic Review and Meta-Analysis. J Am Coll Nutr. 2020

Jul;39(5):388-396. doi: 10.1080/07315724.2019.1691956. Epub 2019 Dec 19. PMID: 31855111.

Li X, Wei T, Wu M, Chen F, Zhang P, Deng ZY, Luo T. Potential metabolic activities of raspberry ketone. J Food Biochem. 2022 Jan;46(1):e14018. doi: 10.1111/jfbc.14018. Epub 2021 Dec 16. PMID: 34913499.

Lopez HL, Ziegenfuss TN, Hofheins JE, Habowski SM, Arent SM, Weir JP, Ferrando AA. Eight weeks of supplementation with a multi-ingredient weight loss product enhances body composition, reduces hip and waist girth, and increases energy levels in overweight men and women. J Int Soc Sports Nutr. 2013 Apr 19;10(1):22. doi: 10.1186/1550-2783-10-22. PMID: 23601452; PMCID: PMC3639826.

Maeda H, Hosokawa M, Sashima T, Funayama K, Miyashita K. Fucoxanthin from edible seaweed, Undaria pinnatifida, shows antiobesity effect through UCP1 expression in white adipose tissues. Biochem Biophys Res Commun. 2005 Jul 1;332(2):392-7. doi: 10.1016/j.bbrc.2005.05.002. PMID: 15896707.

Maharlouei N, Tabrizi R, Lankarani KB, Rezaianzadeh A, Akbari M, Kolahdooz F, Rahimi M, Keneshlou F, Asemi Z. The effects of ginger intake on weight loss and metabolic profiles among overweight and obese subjects: A systematic review and meta-analysis of randomized controlled trials. Crit Rev Food Sci Nutr. 2019;59(11):1753-1766. doi: 10.1080/10408398.2018.1427044. Epub 2018 Feb 2. PMID: 29393665.

Malomo K, Ntlholang O. The evolution of obesity: from evolutionary advantage to a disease. Biomed Res Clin Prac 3. 2014. doi: 10.15761/BRCP.1000163.

Maunder A, Bessell E, Lauche R, Adams J, Sainsbury A, Fuller NR. Effectiveness of herbal medicines for weight loss: A systematic review and meta-analysis of randomized controlled trials. Diabetes Obes Metab. 2020 Jun;22(6):891-903. doi: 10.1111/dom.13973. Epub 2020 Feb 15. PMID: 31984610.

Méndez-Del Villar M, González-Ortiz M, Martínez-Abundis E, Pérez-Rubio KG, Cortez-Navarrete M. Effect of Irvingia gabonensis on Metabolic Syndrome, Insulin Sensitivity, and Insulin Secretion. J Med Food. 2018 Jun;21(6):568-574. doi: 10.1089/jmf.2017.0092. Epub 2018 Jan 16. PMID: 29336718.

Bibliografia

Mohammadshahi M, Zakizadeh E, Ahmadi-Angali K, Ravanbakhsh M, Helli B. The synergic effects of alpha-lipoic acid supplementation and electrical isotonic contraction on anthropometric measurements and the serum levels of VEGF, NO, sirtuin-1, and PGC1-α in obese people undergoing a weight loss diet. Arch Physiol Biochem. 2022 Oct;128(5):1195-1201. doi: 10.1080/13813455.2020.1762660. Epub 2020 May 14. PMID: 32407179.

National Academies of Sciences, Engineering, and Medicine 2019. Current Status and Response to the Global Obesity Pandemic: Proceedings of a Workshop. Washington, DC: The National Academies Press. doi: https://doi.org/10.17226/25273.

Nettleton JA, Lutsey PL, Wang Y, Lima JA, Michos ED, Jacobs DR Jr. Diet soda intake and risk of incident metabolic syndrome and type 2 diabetes in the Multi-Ethnic Study of Atherosclerosis (MESA). Diabetes Care. 2009 Apr;32(4):688-94. doi: 10.2337/dc08-1799. Epub 2009 Jan 16. PMID: 19151203; PMCID: PMC2660468.

Ngondi JL, Oben JE, Minka SR. The effect of Irvingia gabonensis seeds on body weight and blood lipids of obese subjects in Cameroon. Lipids Health Dis. 2005 May 25;4:12. doi: 10.1186/1476-511X-4-12. PMID: 15916709; PMCID: PMC1168905.

Ngondi JL, Etoundi BC, Nyangono CB, Mbofung CM, Oben JE. IGOB131, a novel seed extract of the West African plant Irvingia gabonensis, significantly reduces body weight and improves metabolic parameters in overweight humans in a randomized double-blind placebo controlled investigation. Lipids Health Dis. 2009 Mar 2;8:7. doi: 10.1186/1476-511X-8-7. PMID: 19254366; PMCID: PMC2651880.

Oben J, Kuate D, Agbor G, Momo C, Talla X. The use of a Cissus quadrangularis formulation in the management of weight loss and metabolic syndrome. Lipids Health Dis. 2006 Sep 2;5:24. doi: 10.1186/1476-511X-5-24. PMID: 16948861; PMCID: PMC1570348.

Oben JE, Ngondi JL, Momo CN, Agbor GA, Sobgui CS. The use of a Cissus quadrangularis/Irvingia gabonensis combination in the management of weight loss: a double-blind placebo-controlled study. Lipids Health Dis.

2008 Mar 31;7:12. doi: 10.1186/1476-511X-7-12. PMID: 18377661; PMCID: PMC2330043.4.

Oben J, Kuate D, Agbor G, Momo C, Talla X. The use of a Cissus quadrangularis formulation in the management of weight loss and metabolic syndrome. Lipids Health Dis. 2006 Sep 2;5:24. doi: 10.1186/1476-511X-5-24. PMID: 16948861; PMCID: PMC1570348.

Organização Mundial da Saúde (OMS).

Park CH, Choi SH, Piao Y, Kim S, Lee YJ, Kim HS, Jeong SJ, Rah JC, Seo JH, Lee JH, Chang K, Jung YJ, Suh YH. Glutamate and aspartate impair memory retention and damage hypothalamic neurons in adult mice. Toxicol Lett. 2000 May 19;115(2):117-25. doi: 10.1016/s0378-4274(00)00188-0. PMID: 10802387.

Polumackanycz M, Petropoulos SA, Añibarro-Ortega M, Pinela J, Barros L, Plenis A, Viapiana A. Chemical Composition and Antioxidant Properties of Common and Lemon Verbena. Antioxidants (Basel). 2022 Nov 15;11(11):2247. doi: 10.3390/antiox11112247. PMID: 36421433; PMCID: PMC9686860.

Pratley RE, Aroda VR, Lingvay I, Lüdemann J, Andreassen C, Navarria A, Viljoen A; SUSTAIN 7 investigators. Semaglutide versus dulaglutide once weekly in patients with type 2 diabetes (SUSTAIN 7): a randomised, open-label, phase 3b trial. Lancet Diabetes Endocrinol. 2018 Apr;6(4):275-286. doi: 10.1016/S2213-8587(18)30024-X. Epub 2018 Feb 1. PMID: 29397376.

Ranabir S, Reetu K. Stress and hormones. Indian J Endocrinol Metab. 2011 Jan;15(1):18-22. doi: 10.4103/2230-8210.77573. PMID: 21584161; PMCID: PMC3079864.

Rao S, Kurakula M, Mamidipalli N, Tiyyagura P, Patel B, Manne R. Pharmacological Exploration of Phenolic Compound: Raspberry Ketone-Update 2020. Plants (Basel). 2021 Jun 29;10(7):1323. doi: 10.3390/plants10071323. PMID: 34209554; PMCID: PMC8309185.

Rao S, Kurakula M, Mamidipalli N, Tiyyagura P, Patel B, Manne R. Pharmacological Exploration of Phenolic Compound: Raspberry Ketone-Update

2020. Plants (Basel). 2021 Jun 29;10(7):1323. doi: 10.3390/plants10071323. PMID: 34209554; PMCID: PMC8309185.

Salehi B, Berkay Yılmaz Y, Antika G, Boyunegmez Tumer T, Fawzi Mahomoodally M, Lobine D, Akram M, Riaz M, Capanoglu E, Sharopov F, Martins N, Cho WC, Sharifi-Rad J. Insights on the Use of α-Lipoic Acid for Therapeutic Purposes. Biomolecules. 2019 Aug 9;9(8):356. doi: 10.3390/biom9080356. PMID: 31405030; PMCID: PMC6723188.

Sawangjit R, Puttarak P, Saokaew S, Chaiyakunapruk N. Efficacy and Safety of Cissus quadrangularis L. in Clinical Use: A Systematic Review and Meta-analysis of Randomized Controlled Trials. Phytother Res. 2017 Apr;31(4):555-567. doi: 10.1002/ptr.5783. Epub 2017 Feb 6. PMID: 28165166.

Seo SH, Fang F, Kang I. Ginger (*Zingiber officinale*) Attenuates Obesity and Adipose Tissue Remodeling in High-Fat Diet-Fed C57BL/6 Mice. Int J Environ Res Public Health. 2021 Jan 13;18(2):631. doi: 10.3390/ijerph18020631. PMID: 33451038; PMCID: PMC7828532.

Srinivasan K. Biological Activities of Red Pepper (Capsicum annuum) and Its Pungent Principle Capsaicin: A Review. Crit Rev Food Sci Nutr. 2016 Jul 3;56(9):1488-500. doi: 10.1080/10408398.2013.772090. PMID: 25675368.

Stern JS, Peerson J, Mishra AT, Mathukumalli VS, Konda PR. Efficacy and tolerability of an herbal formulation for weight management. J Med Food. 2013 Jun;16(6):529-37. doi: 10.1089/jmf.2012.0178. PMID: 23767862; PMCID: PMC3684102.

Stohs SJ, Ray SD. A review and evaluation of the efficacy and safety of Cissus quadrangularis extracts. Phytother Res. 2013 Aug;27(8):1107-14. doi: 10.1002/ptr.4846. Epub 2012 Sep 13. PMID: 22976133.

Su C, Li N, Ren R, Wang Y, Su X, Lu F, Zong R, Yang L, Ma X. Progress in the Medicinal Value, Bioactive Compounds, and Pharmacological Activities of *Gynostemma pentaphyllum*. Molecules. 2021 Oct 15;26(20):6249. doi: 10.3390/molecules26206249. PMID: 34684830; PMCID: PMC8540791.

Taheri S, Lin L, Austin D, Young T, Mignot E. Short sleep duration is associated with reduced leptin, elevated ghrelin, and increased body mass index.

PLoS Med. 2004 Dec;1(3):e62. doi: 10.1371/journal.pmed.0010062. Epub 2004 Dec 7. PMID: 15602591; PMCID: PMC535701.

Varghese S, Kubatka P, Rodrigo L, Gazdikova K, Caprnda M, Fedotova J, Zulli A, Kruzliak P, Büsselberg D. Chili pepper as a body weight-loss food. Int J Food Sci Nutr. 2017 Jun;68(4):392-401. doi: 10.1080/09637486.2016.1258044. Epub 2016 Nov 29. PMID: 27899046.

Wang HJ, Zakhari S, Jung MK. Alcohol, inflammation, and gut-liver-brain interactions in tissue damage and disease development. World J Gastroenterol. 2010 Mar 21;16(11):1304-13. doi: 10.3748/wjg.v16.i11.1304. PMID: 20238396; PMCID: PMC2842521.

Wang S, Chen L, Yang H, Gu J, Wang J, Ren F. Regular intake of white kidney beans extract (*Phaseolus vulgaris* L.) induces weight loss compared to placebo in obese human subjects. Food Sci Nutr. 2020 Feb 5;8(3):1315-1324. doi: 10.1002/fsn3.1299. Erratum in: Food Sci Nutr. 2020 Sep 30;8(10):5763. PMID: 32180941; PMCID: PMC7063375.

Watanabe M, Risi R, Masi D, Caputi A, Balena A, Rossini G, Tuccinardi D, Mariani S, Basciani S, Manfrini S, Gnessi L, Lubrano C. Current Evidence to Propose Different Food Supplements for Weight Loss: A Comprehensive Review. Nutrients. 2020 Sep 20;12(9):2873. doi: 10.3390/nu12092873. PMID: 32962190; PMCID: PMC7551574.

Willoughby D, Hewlings S, Kalman D. Body Composition Changes in Weight Loss: Strategies and Supplementation for Maintaining Lean Body Mass, a Brief Review. Nutrients. 2018 Dec 3;10(12):1876. doi: 10.3390/nu10121876. PMID: 30513859; PMCID: PMC6315740.

World Obesity Atlas. 2023.

Zaffina I, Pelle MC, Armentaro G, Giofrè F, Cassano V, Sciacqua A, Arturi F. Effect of dual glucose-dependent insulinotropic peptide/glucagon-like peptide-1 receptor agonist on weight loss in subjects with obesity. Front Endocrinol (Lausanne). 2023 Feb 22;14:1095753. doi: 10.3389/fendo.2023.1095753. PMID: 36909312; PMCID: PMC9992880.

Sobre o autor

- Graduação pela faculdade de Medicina São Leopoldo Mandic – Campinas
- Monitoria nas disciplinas de Habilidades Médicas I e II, na Faculdade de Medicina São Leopoldo Mandic
- Foco de atuação nas áreas de Nutrologia, Obesidade, Clínica Médica e Medicina Integrativa
- Certificação em Medicina da Obesidade pela Sociedade Brasileira (Sbemo), Pan-Americana (Pabom) e Europeia (Ebom)
- Capacitação em Terapia Hormonal na Andropausa e Menopausa – Sociedade Brasileira de Andropausa e Menopausa (Sbam)
- Pós-graduação em Medicina de Obesidade – Hospital Israelita Albert Einstein

- Pós-graduação em Nutrologia – Instituto Cetrus
- Pós-graduação em Medicina Integrativa – Academia Brasileira de Medicina Funcional Integrativa
- Apresentação de trabalho científico em congresso nacional e internacional
- Publicação de artigo científico em revista indexada internacionalmente
- Entrevistas para jornais nacionais (Jovem Pan – Terra – O Tempo – Gaúcha ZH)
- Autoria de capítulos do livro *Guia prático em cirurgia geral* – Editora Sanar
- Curso de Medicina de Urgência e Emergência – USP
- Curso de Eletrocardiograma Básico e Avançado – USP
- Atuação na Sala de Emergência do Hospital Sírio-Libanês

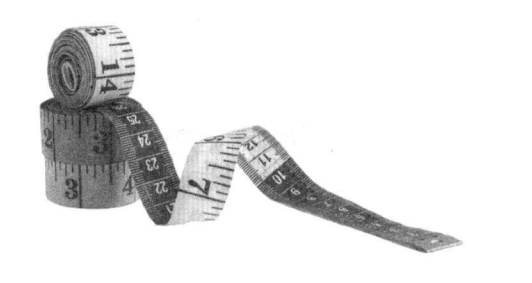

grupo novo século

Compartilhando propósitos e conectando pessoas
Visite nosso site e fique por dentro dos nossos lançamentos:
www.gruponovoseculo.com.br

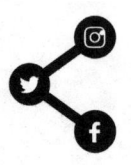

‹ns

facebook/novoseculoeditora
@novoseculoeditora
@NovoSeculo
novo século editora

gruponovoseculo
.com.br

Edição: 1ª
Fonte: ITC New Baskerville Std